Dr. med. Gertrud Grimm

Autoimmunerkrankungen homöopathisch heilen

Unter Berücksichtigung der chronischen Miasmen

Dr. med. Gertrud Grimm

Autoimmunerkrankungen homöopathisch heilen

Unter Berücksichtigung der chronischen Miasmen

lehmanns media

Impressum

Bibliografische Information der Deutschen Nationalbibliothek
Die Deutsche Nationalbibliothek verzeichnet diese Publikation in der Deutschen Nationalbibliografie; detaillierte bibliografische Angaben sind im Internet unter `http://www.dnb.de` abrufbar.

Wichtiger Hinweis

Die Vorschläge, was die Dauer der Einnahme der Arzneien betrifft, sind nicht verbindlich, diese können und sollen variiert werden, falls im Heilungsverlauf unerwartet Probleme auftauchen oder der Patient das eine oder andere Präparat nicht verträgt, bzw. die Erstverschlimmerung anders als erwartet verläuft.

Weder Autor noch Verlag haften für irgendwelche Schäden.

Helmholtzstr. 2-9
10587 Berlin
Umschlag: Bernhard Bönisch

Satz & Layout: LaTeX(Zapf Palatino) Volker Thurner, Berlin
Druck und Bindung: OSDW Azymut • Warszawa • Polen
ISBN 978-3-96543-147-8 www.lehmanns.de

Inhaltsverzeichnis

Widmung

Für Bruno

Danksagung

Hiermit möchte ich mich bei Jochen ganz herzlich für die stete Ermutigung bedanken.

Wichtiger Hinweis:

Alle Ratschläge, Rezepturen und Anwendungen im vorliegenden Buch wurden von mir über Jahrzehnte mit bestem Erfolg erprobt. Dieses Buch richtet sich sowohl Therapeuten als auch an Laien. Laien sollten ohne Beratung eines erfahrenen Behandlers keine Applikationen vornehmen. Weder Autor noch Verlag haften für irgendwelche Schäden.

Dr. Gertrud Grimm

1 Grundlagen

Mitte des 20. Jahrhunderts wurde der Begriff Autoimmunerkrankung geprägt. Diese Erkrankung, bei der sich das Immunsystem gegen den Körper selbst („auto") richtet, tritt immer häufiger auf. Mittlerweile gibt es heute über hundert verschiedene Erkrankungen dieser Art und allein im deutschsprachigen Raum sind über 5 Millionen von einer Autoimmunerkrankung betroffen.

Wann spricht man von einer Autoimmunerkrankung?

Wenn das Immunsystem nicht mehr fremde Substanzen von eigenen Strukturen unterscheiden kann und sich gegen ein Organ wendet, wie z. B. Schilddrüse, Blutgefäße, Bindegewebe, Herz oder Lunge. Unser Immunsystem schützt uns vor fremden Stoffen, z. B. Bakterien und Viren. Wenn das Immunsystem nicht mehr unterscheiden kann zwischen Fremdstoffen und körpereigenen Strukturen, dann greift es ein Organ im Körper an und es folgt dort eine chronische Entzündung.

Das sogenannte Schwachorgan wird zerstört, das Geschehen ist oft sehr aggressiv und destruktiv.

Welche Ursachen sind für solche Entwicklungen verantwortlich?

Umwelteinflüsse, Stress, Wärme, Kälte und Traumata spielen eine Rolle. Auch schlechte Ernährung, häufige Gaben von Antibiotika in der Kindheit, Verdrängung von Kinderkrankheiten und andere unterdrückende Maßnahmen werden zu Recht diskutiert. Und das allerwichtigste ist die Disposition, die Veranlagung, die Bereitschaft für eine solche Erkrankung.

Die miasmatische Belastung entscheidet, ob wir eine solche Erkrankung bekommen können oder nicht. Im folgenden Kapitel werden die einzelnen Miasmen erklärt.

2 Die chronischen Miasmen

Immer mehr chronische Erkrankunngen, die wir nicht erklären und heilen können, plagen die Menschen. Denken wir doch an die Allergien, Infektionen durch Bakterien und Pilze sowie an die Autoimmunerkrankungen und nicht zuletzt an die chronische Blasenentzündung. Sie ist ein Beispiel dafür, wie wenig wir über die Ursache vieler moderner Krankheiten wissen. Die Patienten bekommen ein Antibiotikum und nach 4–8 Wochen melden sich die Bakterien schon wieder an diesem Ort, und das nächste Antibiotikum ist fällig. Oftmals müssen Patienten das Antibiotikum über 1–1 ½ Jahre schlucken und sie sind dennoch nicht geheilt. Das grundlegende Übel, das krank machende Agens ist nicht entdeckt. Bei den Allergien und den Autoimmunerkrankungen sieht es genauso aus. Eine Heilung ist nicht in Sicht.

Irgendeine krank machende Schwäche, die hinter den Symptomen steckt, muss es geben. Und so ging es auch schon Hahnemann, dem Begründer der Homöopathie. Er störte sich damals daran, dass die Krankheiten, welche er mit dem sorgfältig ausgewählten homöopathischen Konstitutionsmittel, dem Similimum, behandelte, verschwanden, aber dennoch nach einer gewissen Zeit immer wiederkehrten. Hahnemann forschte weiter, wie er dem Menschen besser und anhaltend helfen könne. Er fand heraus, dass jeder von uns eine tiefe krankmachende Schwäche von Geburt an in sich trägt, und diese Schwäche nannte er Miasma.

Hahnemann entdeckte, dass viele Krankheiten in Beziehung zueinander stehen, dass die Wurzeln bei den Vorfahren zu suchen sind, denn auch diese hatten das gleiche krank machende Miasma, sie litten manchmal nur unter anderen Symptomen. Einem Hautausschlag, einer Allergie, z. B. Heuschnupfen, bzw. einer Bronchitis, liegt dasselbe krank machende Agens zu Grunde, das Miasma.

Die oben genannten Symptome sind nur verschiedene Ausdrucksformen dieser tiefen krank machenden Schwäche, die wir alle von Geburt an in uns tragen, dem Miasma.

Hahnemann stieß bei seiner jahrelangen Forschung auf 3 Miasmen, dem psorischen, dem sykotischen und dem syphilitischen Miasma; ein weiteres sehr wichtiges Miasma ist das tuberkulinische, was erst später dazukam, aber indirekt auch auf Hahnemann zurückgeht, da es eine Verschmelzung vom psorischen und syphilitischen Miasma darstellt.

An den Folgen des tuberkulinischen Miasmas leiden sehr viele Patienten. Auf dem Boden der Tuberkilinie entstehen aggressive Erkrankungen, oft mit heftigen Schmerzen, wie Neuralgien, verbunden.

Und nun zu den einzelnen Miasmen, die auf Hahnemann zurückgehen.

Die Psora

Psora bedeutet Juckreiz. Das Symptom spielt sich auf der Haut ab, oft ist ein Ausschlag vorhanden. Die Psora nennt Hahnemann das Grundmiasma, von dem wir alle infiziert sind. Die Symptome, die dieses Miasma hervorbringt, spielen sich natürlich nicht nur auf der Haut ab. Der Hautausschlag ist nie eine eigenständige Erkrankung, die Ursache ist stets im Inneren zu suchen. Die Psora, das tausendköpfige Ungeheuer, von dem wir alle infiziert sind, ist die Ursache aller Krankheiten. Weitere Ausdrucksformen der Psora sind Heuschnupfen, Schweißausbrüche (Achselschweiß), Allergien, Durchfall, neurovegetative Symptome wie schlechter Schlaf, Wetterempfindlichkeit, Geräuschempfindlichkeit, Migräne, große Unruhe, Hyperaktivität und Depressionen. Psorische Menschen sind nervenschwach, reizbar. Kinder sind hyperaktiv.

Ich habe bei psorischen Menschen immer wieder einen Verarmungswahn bei genauer Anamnese finden können. Es sind Geschäftsleute, welche vom Ruin erzählen und in Wirklichkeit sehr vermögend sind. Man muss in diesen Fällen oftmals die Angehörigen fragen, um ein genaues Bild zu bekommen.

Psorische Menschen häufen gerne Besitz an, sie sind oft Sammund können sich schwer von materiellen Gütern trennen. Zugluft, Durchzug, Föhn und Wetterwechsel sind häufige Themen. Kreislaufstörungen, verbunden mit kalten Händen und Füßen, Schnupfen, rote Augen, entzündete Schleimhäute aller Körperöffnungen, Bettnässen und Zähneknirschen sind häufig vorkommende Symptome bzw. Krankheiten. Die Körperhaltung ist oft schlecht, die Schultern hängen, diese Menschen lehnen sich immer irgendwo an. Prä- und postmenstruelle Beschwerden kommen häufig vor.

Psorische Menschen sind empfindsam und empfindlich. Sie sind gereizt und reizbar, störbar und schnell beleidigt. Sie sind als Schüler gut und in ihrem Beruf sind die Menschen tüchtig. Es sind freundliche, liebenswerte Menschen, vor ihnen braucht man keine Angst zu haben. Ihre Nervosität erscheint auf der Haut als Juckreiz, manchmal bekommt ein psorischer Mensch auch Durchfall oder Herzrhythmusstörungen, wenn er sich aufregt oder erschreckt. In den Wechseljahren leiden psorische Patienten an Schweißausbrüchen.

Weitere Symptome psorischer Menschen sind: Schwindel (alle Arten), Haarausfall und frühzeitiges Ergrauen der Haare, Kopfschweiß und auffallend rote geschwollene Lippen. Psorische Patienten sind oft kurzsichtig, Katarakt und Glaukom kommen häufig vor. Psorische Kinder leiden unter Nasenbluten, welches sich schlecht stillen läßt. Bei Säuglingen und Kindern fällt der große Kopf auf. Rachitis ist auch ein Thema bei Kindern. Konzentrationsschwierigkeiten fallen bei den Kindern auf. Unfreiwilliger Harnabgang wird sowohl bei Kindern als auch bei Erwachsenen beobachtet. Enuresis nocturna ist ein Thema bei psorischen Kindern. Wurmbefall kommt immer wieder vor. Hämorrhoiden und Hernien trifft man bei diesem Miasma an.

Auffallend ist der unnatürliche Hunger, hauptsächlich nachts. Nervöse Tics, Neuralgien sind weitere Themen. Psorische Patienten haben Verlangen auf Süßes, essen gerne scharf, auch sauer und pikant, sie haben eine Vorliebe für Rohkost. Fette Speisen vertragen sie nicht.

Die Sykose – oder das sykotische Miasma

Eine unterdrückte Tripperinfektion macht den Patienten für ganz bestimmte Krankheiten anfällig. Die Tripperinfektion kann bei ihm selbst oder bei seinen Vorfahren vorgekommen sein.

Beginnen wir bei den Kindern:

Kinder, die auf die Welt kommen, leiden oftmals unter der Diagnose Ophtalmia neonatorum. Gelbgrüner Eiter läuft aus deren Augenwinkel. Hasenscharte, Nierenreflux, Turnersyndrom und Mongolismus sind Themen vom sykotischen Miasma. Solche Kinder haben oftmals 1 Organ zuviel gegenüber den syphilitischen Neugeborenen, die dann nur 1 Niere haben, während die sykotischen Kinder 3 Nieren mit auf die Welt bringen oder 6 Zehen an den Füßen.

Leistenhernie, Nabelbruch und Hydrocele sind weitere Merkmale. Der plötzliche Herztod bei Säuglingen hat seine Wurzeln im sykotischen Miasma. Auch angeborene Herzfehler sind nicht selten. Wenn die Kinder dann aufwachsen, leiden sie manchmal an rezidivierenden Nephritiden.

Die Haut ist ein weiteres Thema, diese bringt folgende Symptome hervor: Hämangiome, Muttermale, Warzen, Dornwarzen, später Psoriasis und trockene Ekzeme. Beim sykotischen Miasma juckt nichts, bei der Psora ist immer ein recht starker Juckreiz vorhanden. Pigmentflecken und Vitiligo kommen bei der Sykosis vor. All diese Hautsymptome sollen niemals unterdrückt werden, weder mit Tinkturen oder Salben behandelt oder entfernt werden. Hautausschläge sind immer eine Möglichkeit der Reinigung. Die Lebenskraft des Menschen ist noch stark genug, um die Giftstoffe auszuleiten. Jeder Hautausschlag ist eine große Erleichterung für den Gesamtorganismus. Seien Sie dankbar um jede Hautunreinheit. Wenn Sie dem Körper dieses Ventil nehmen, wird er mit Sicherheit auf der tieferen Ebene krank, dort wo seine Schwachstellen sind.

Wenn Sie dem psorischen Patienten die Warzen entfernen oder diese auch mit Chelidonium Urtinktur oder Thuja Urtinktur behandeln, oder mit Thuja D6, ohne dass dies auf die Konstitution passt, dann wird dieser z. B. Gelenkprobleme bekommen, der sykotische Patient Depressionen, Arthrose, Osteoporose, Herzprobleme oder Krebs.

Dies ist keine schöne Alternative. Wir Homöopathen müssen dann die Hautsymptome wieder ans Tageslicht holen, um den Patienten so gut wie es geht zu heilen. Symptome wegoperieren, dies ist keine Heilung.

Pilze auf Haut und Nägeln kommen bei der Sykosis vor. Immer wieder klagen die Patientinnen über Scheidenpilze oder allgemein über Vaginitis. Dies sind alles miasmatische Erleichterungen, für die man sehr, sehr dankbar sein muss. Mit einer homöopathischen konstitutionellen Behandlung verschwinden dann im Laufe der Behandlung auch die oberflächlichen Symptome, welche eigentlich gar keine Krankheit sind. Die Heilung geht von innen nach außen und nicht umgekehrt. Nehmen Sie dem Körper seine Symptome nicht, niemals!! Die Folgen machen sich oftmals erst nach Jahren bemerkbar und diese sind fatal.

Wenn Sie an Krampfadern leiden, lassen Sie diese niemals operieren. Es gibt andere Möglichkeiten. Der Patient wird danach, manchmal erst nach Monaten oder Jahren, depressiv und hat Selbstmordgedanken, oder eine andere tiefliegende miasmatische Erkrankung taucht auf, beim sykotischen Miasma z. B. Asthma bronchiale, Polyarthritis, Herzrhythmusstörungen, Coronarsklerose oder Krebs.

Weitere sykotische Merkmale sind: Hallux valgus, ständig verstopfte Nase, – von Geburt an – Nierensteine, Gallensteine, Bronchitis, Nasenpolypen, grüngelbe Eiterungen, Tonsillitis, Lymphdrüsenschwellungen, Neigung zu rezidivierenden Erkältungen, gelbgrüner Ausfluss, erhöhte Cholesterinwerte, erhöhte Harnsäurewerte, Arthrose, Polyarthritis, Krebs, Prostataerkrankungen, Süchte und Zwangsneurosen. Ich bitte Sie auch hier wieder: Operieren Sie den Hallux valgus nicht. Stoppen Sie den gelbgrünen Ausfluss nicht mit Vaginal-Supp. und nehmen Sie keinerlei cholesterinsenkende Medikamente. Durchblutungsstörungen am Herzen und Krebs sind wahrlich schlimmer. Statt Symptome zu unterdrücken, unterziehen Sie sich einer homöopathischen konstitutionellen Behandlung, welche die miasmatische Glut abschwächt, d. h. teilweise zum Erlischen bringt.

Der sykotische Patient hat oft eine Glatze, die Haut ist meist fettig, die vielen Hautunreinheiten wie Warzen, Dornwarzen, Muttermale und Hämangione fallen bei der Erstuntersuchung auf. Diese Menschen sind oftmals extrovertiert, trinken gerne Alkohol, vor allem Wein. Sie neigen zu Übertreibung. Sie arbeiten sehr viel, nachts geht es ihnen besser als am Tag. Sie fallen manchmal als Nachtschwärmer auf, ziehen betrunken durch die Straßen. Solch ein Patient nannte sich selbst „Fürst der Nacht".

Sykotische Patienten haben gerne von allem zuviel, sie leiden an gut- und bösartigen Tumoren, eine Struma findet man häufig. Stau, Verstopfung und Enge sind wichtige Themen, z. B. eine verstopfte Nase, Polypen in der Nase von klein auf, Asthma, Bronchitis, Eileiterentzündungen und verstopfte Herzkranzgefäße. Und wiederum eine Mahnung: Operieren Sie die Nasenpolypen nicht, diese Operation zieht chronische Bronchitis und Asthma nach sich. Polypen sind nur Ausdrucksformen des sykotischen Miasmas, welche sich an der Oberfläche abreagieren, die sykotische Glut macht ihre Stenose im Inneren, wenn die äußerlichen Ausdrucksformen entfernt werden. Auch die geschwollenen Mandeln sollten sich unnötig operiert werden, es soll eine homöopathische Konstitutionsbehandlung erfolgen, welche das Miasma schichtweise abträgt.

Mehrere Fehlgeburten, Lupus erythematodes, Hepatitis-B, schwere Anaemien, Prostataleiden, Blasensenkung, Kinderlosigkeit, Fisteln, Eierstockserkrankungen, Zysten und Verstopfung, wobei der Stuhl heraustritt und wieder zurück schlüpft, dies sind Themen des sykotischen Miasmas. Das Kurzzeitgedächtnis ist schlecht, die Alzheimer Krankheit kommt vor, bei Kindern oft Impfschäden, hauptsächlich nach Keuchhustenimpfung. Sykotische Menschen sind oft korpulent und leiden an Zellulitis und Narbenkeloiden. Auch Krebs ist ein Thema des sykotischen Miasmas. Es handelt sich stets um langsam wachsende Krebse. Diese Menschen sollen über Jahre homöopathisch konstitutionell begleitet werden, auch die Nosode Medorrhinum sollte Einsatz finden, so wird die miasmatische Glut teilweise erstickt und das Miasma Schicht für Schicht abgetragen. Ganz ausrotten kann man es nicht.

Nach einer konstitutionellen Behandlung unter Berücksichtigung des Miasmas können solche Patienten Kinder zeugen.

Die Syphilis – oder das syphilitische Miasma

Menschen, bei denen in ihrer eigenen Anamnese oder bei deren Vorfahren eine Syphilis unterdrückt wurde, sind von diesem Miasma belastet. Solche Patienten tragen sehr schwer an ihrem Erbe. Sie sind unordentlich, ungeordnet im Wesen, chaotisch, äußerst aggressiv, brutal, gefährlich, insgesamt zerstörerisch und oft kriminell.

Als Kinder kommen sie häufig mit Fehlbildungen auf die Welt: 1 Finger fehlt, 1 Auge zu wenig, ein Loch im Herzen, Spina bifida, von Geburt an taub oder blind, dies sind die Themen vom syphilitischen Miasma. Später neigen diese Kinder zu Rachitis, sie haben lange Zeit gar keine Haare und später nur einen spärlichen Haarwuchs. Die Kinder haben von klein auf Runzeln im Gesicht, der ganze Körper ist manchmal behaart, die Organe entwickeln sich oftmals nicht gut, der Uterus bleibt z. B. sehr klein. Die Kinder sind oftmals lernschwach, Mathematik ist stets das schwächste Fach. Im Schlaf schmeißen diese Kinder den Kopf hin und her. Sie können nicht geordnet spielen und sind sehr introvertiert, impulsiv und aggressiv. Das Gedächtnis ist sowohl bei den Kindern als auch bei den Erwachsenen schlecht.

Syphilitische Patienten leiden im Erwachsenenalter oft an einer Sucht und nicht selten an mehreren Süchten. Sie sind bösartig, aggressiv und oftmals kriminell. Ihre Brutalität lässt sie schlagen, morden, und sie zeigen keine Reue. Sie sagen, sie würden es jederzeit wieder tun. Sie sind bei der Polizei bestens bekannt, sie sind Wiederholungstäter. Der Intellekt ist nicht sehr ausgebildet, das Gedächtnis schlecht, Probleme in Haus und Hof, technische Probleme müssen die anderen Familienmitglieder lösen.

Solche Patienten sind meist Eigenbrötler und leben für ihre Sucht oder ihre Süchte. Alkohol, Drogen, Chaos und sozialer Ruin sind Themen vom syphilitischen Miasma. Wenn körperliche Krankheiten ausbrechen, dann erscheinen diese ganz plötzlich, aus heiterem Himmel, und verlaufen oft tödlich. Dieses Miasma ist destruktiv. Krebs, Leukämien – besonders akute –, MS, Osteoporose, Morbus Alzheimer, plötzliche Erblindung auf Grund einer Netzhautdegeneration und plötzlicher Magendurchbruch auf Grund eines aggressiven Ulcus ventuculi sind Erkrankungen des syphilitischen Miasmas. All die oben genannten Krankheiten verlaufen aggressiv und destruktiv, die Organe gehen schnell kaputt. Nach Sonnenuntergang, nachts, sind die Symptome und Schmerzen am schlimmsten. Patienten, die heute noch normale Kreatinin Werte haben, sind innerhalb von 3 Monaten an der Dialyse. Die Krankheiten beim sykotischen Miasma schreiten dagegen langsam vorwärts. Die oben genannten Süchte verlaufen beim syphilitischen Miasma aggressiver als beim sykotischen Miasma, das Verhalten ist schwer destruktiv.

Ein weiteres Thema sind unstillbare Blutungen wie Nasenbluten, klimakterische Blutungen und blutende Geschwüre. Patienten mit Belastung durch unterdrückte Syphilis bekommen AIDS, immer wieder Herpes und Warzen, welche behaart sind. Der Kopf dieser Patienten ist oft auffällig groß, auch die Ohren, die Nase dagegen flach, man spricht von einer Sattelnase.

Junge Menschen sehen oftmals schon aus wie Greise. Sie haben eine graue Gesichtsfarbe und schwarze Zähne. Sie sind früh senil, der häufig vorkommende Alzheimer schreitet schnell voran, die Lebensdauer ist oft nicht sehr lang. Die Nosode Syphilinum findet unter anderem hier ihren Einsatz, die Potenz (Hochpotenzen) D1000 und D200 richtet sich nach der Konstitution und der Erkrankung des Patienten. Und zum Schluß nochmals ein allgemeiner Warnhinweis: Nehmen Sie dem Patienten die äußerlichen Symptome, wie z. B. seine Warzen, seine Blutungen, seine Herpesneigung, nicht unnötig weg, damit dieser Patient auf der tieferen Ebene nicht noch kränker wird. Krank auf der tieferen Ebene bedeutet beim syphilitischen Miasma akute Leukämie, schnell fortschreitender Krebs, plötzliche Erblindung etc.

Das tuberkulinische Miasma – oder die Tuberkulinie bzw. Pseudo-Psora

Das Feuer der Tuberkulinie ist wild und gelegentlich aggressiv. Die Pseudo-Psora geht auch auf Hahnemann zurück, diese kam nur später hinzu. Es ist eine Verschmelzung von Psora und dem syphilitischen Miasma.

Tuberkulinische Menschen sind oft sehr gewinnend, ziehen andere in ihren Bann, allerdings können diese auch böse, brutal und destruktiv sein. Sie sind in ihren Gemütsstimmungen wechselhaft, launisch, sogar manchmal hysterisch und zornig. Sie werden von den Angehörigen oftmals als schwierige Personen bezeichnet. Ihre Reizbarkeit, Wechselhaftigkeit und innere Unzufriedenheit spiegelt sich auch sonst in ihrer Lebensgestaltung. Sie wechseln immer wieder den Beruf, ziehen oftmals um. Sie lieben Berufe wie Zugschaffner oder Flugbegleiter. Das Hin und Her beruhigt ihre Nerven.

Kinder fallen durch ihre großen Köpfe auf, Nasenbluten schlimmster Art ist immer wieder ein Thema. Die Lippen sind oft extrem rot, Sommersprossen finden sich bei diesem Miasma.

Tuberkulinische Menschen haben eine Vorliebe für Salz, Geräuchertes, Schinken, Salzheringe und fettes Fleisch, sie essen überhaupt gerne Fleisch, aber am allerliebsten Kartoffeln, schon als Kind. Süßes ist ein wichtiges Thema, auch Wein, ohne, dass es sich um eine Sucht handelt.

Kinder essen gerne Unverdauliches, Sand, Papier und Steine sowie Kreide.

Im Erwachsenenalter sind diese Menschen oftmals sehr tüchtige Geschäftsleute, sie können gut rechnen und mit Geld umgehen, etwas geizig sind sie manchmal. Ihre Intelligenz ist mir schon häufig aufgefallen. Aber dennoch, wie oben erwähnt, ziehen sie andere Menschen in ihren Bann. Dies ist der psorische Anteil bei der Pseudo-Psora.

Weitere körperliche Symptome sind bei Kindern eine Trichterbrust, eine chronische Blasenentzündung, nächtliches Urinieren, Hodenhochstand und eine Hydrozele. Wenn ein Urologe eine Hydrozele bei einem Patienten mit Blasenentzündung feststellt, ist es sicher, dass ein tuberkulinisches Miasma vorliegt. Meist haben diese Patienten auch eine Hämaturie. Zysten in der Brust sind typisch. Fisteln sind ein Thema, weiterhin eine heisere Stimme, Räuspern, und Kehlkopfentzündungen mit Schwellungen an den Stimmbändern und immer wieder mal Husten.

Kinder sowie Erwachsene frieren sehr leicht, sind zugempfindlich und empfindlich auf jeden Wetterwechsel. Frieren am Bauch und nachfolgend Erkältungen sind kennzeichnend. Jegliche Temperaturschwankung stört das Wohlbefinden. Diese Patienten gehen ihren Familienmitgliedern oft auf die Nerven. Sie können nicht im Freien sitzend an Grillfesten teilnehmen, außer, wenn das Thermometer 30° C anzeigt.

Genauso verhält es sich mit der Wassertemperatur. 28–30° C muss das Thermometer anzeigen, damit sie ins Wasser können, da sie sonst eine Erkältung fürchten. Kehlkopfentzündung, Blasenentzündung, Neuralgien heftigster Art und bei Kindern Mittelohrentzündung, das sind die häufigsten Erkältungen. Bei Kenntnis der gefährdeten Organe kann man durch eine angepaßte Lebensführung das doch recht wilde Feuer der Tuberkulinie abschwächen, allerdings nicht auslöschen.

Die Carcinogenie

Ein weiteres Miasma, was nicht ursächlich auf Hahnemann zurückgeht, aber in unserer Zeit sehr dominant ist und auf jeden Fall berücksichtigt werden muss, ist die Carcinogenie, das Krebs-Miasma. Es ist nach Thomas W. A. Koch „Eine Verschmelzung des Zuviel und Überschießenden der Sykose und der Destruktion der Syphilinie", auf diese Art entsteht ein Krebs. Aber auch psorische Anteile dürfen beim Krebsgeschehen nicht übersehen werden. Somit ist die Krebskrankheit multimiasmatisch und geht natürlich indirekt doch wieder auf Hahnemann zurück, auf die 3 Urmiasmen, Psora, Sykose, Syphilinie.

Das Arzneimittelbild von Carcinosinum, der Krebs-Nosode, geht auf Donald Foubister zurück. Er war Leiter der Kinderabteilung des Royal London Homeopathic Hospital und machte folgende Beobachtungen. Zwillinge, die von einer krebskranken Mutter geboren wurden, hatten folgende Symptome: Milchkaffeeteint, blaue Skleren, auf der Haut Pigmente und Naevi. Die Zwillinge schliefen in Bauchlage, Knie- und Ellenbogenlage. Diese Symptome entdeckte Foubister mit seinem Kollegen Templeton 6 Jahre lang bei Müttern mit Krebs.

Weitere Carcinosinum-Symptome sind nach Thomas W. A. Koch „großes Mitgefühl, anhaltende Unterdrückung, Oferrolle, chronisch rezidivierender Herpes labialis, Herpes zoster, juveniler Diabetes, Autoimmunkrankheiten, wie z. B. Morbus Crohn und Hashimoto-Thyreoiditis und Alkoholismus", um die wichtigsten Symptome zu nennen.

Brustdrüsenkrebs mit starken Verhärtungen habe ich in meiner Praxis häufig beobachtet.

Die psychische Seite vom Carcinosinum-Arzneimittelbild ist bei den Kindern wie folgt:

„Das Arzneimittelbild Carcinosinum zeigt ein nachgiebiges Kind, das sich gut um andere sorgen kann, aber nicht genügend um oder für sich selbst." *Dr. Thomas W. A. Koch.*

Die Kinder sind stets fröhlich, harmoniebedürftig und tanzen gerne, sie weinen schnell und sind leicht beleidigt. Sie sind sehr empfindlich, was Streitereien betrifft, Ängste sind im Kindesalter groß geschrieben, der Schlaf läßt zu wünschen übrig. Dem Carcinosinum-Arzneimittelbild liegt nach Thomas W. A. Koch eine seelische Unterdrückung zu Grunde.

Wenn der Patient erwachsen wird, erscheint er als ein friedlicher und hilfsbereiter Mensch. Er macht sich schnell Sorgen um andere und denkt zu wenig an sich. Carcinosinum sucht immer die Schuld bei sich. Diese Personen entwickeln oft ein Helfersyndrom, die Opferrolle ist bei diesen Personen groß geschrieben.

Und welches Miasma ist beim Patienten, der an einer Autoimmunerkrankung leidet, vorherrschend?

Der Charakter einer jeden Autoimmunerkrankung ist zerstörend, destruktiv. Die Syphilinie wütet bei den Autoimmunerkrankungen. Diese ist zerstörerisch und vernichtend. Gelegentlich muss man auch an die Nosode Tuberculinum denken, welche Anteile von der Psora und der Syphilinie hat. Wenn die Erkrankung einen allergischen Charakter hat oder wenn es um den rheumatischen Formenkreis geht, dann ist die Tuberculinum Nosode gefragt. Diese ist multimiasmatisch und beinhaltet auch die zerstörerischen und vernichtenden Elemente der Syphilinie.

Die Nosode Tuberculinum bovinum wird eingesetzt bei äußerst aggressiven Formen der Autoimmunerkrankungen. Meist kommt Tuberculinum Koch zum Einsatz, aber auch Tuberculinum Rest und Tuberculinum marmor, welches bei hohem Fieber eingesetzt wird.

3 Vom Symptom zur Krankheit durch Unterdrückung

Wann wird von einer Unterdrückung gesprochen?

Um eine Unterdrückung handelt es sich, wenn man z. B. ein Symptom, eine Warze, einen Hautausschlag, Fieber oder sonst irgendeine Ausscheidung unterdrückt und daraus anschließend die Krankheit entsteht.

Hahnemann hat durch jahrzehntelange Forschung festgestellt, dass die Krankheiten in einem inneren Zusammenhang stehen, dass heutige Erkrankungen ihre Wurzeln bei den Vorfahren haben, oft in einer anderen Erscheinungsform. Die Vorfahren hatten auch schon das gleiche Miasma, die gleiche krank machende Schwäche, z. B. berichten die Vorfahren über rheumatisches Fieber oder Rheumatismus bei Kindern, und in der jetzigen Generation finden wir Klumpfüße, Fersensporn und Hüftluxationen. Da die Krankheiten in einem inneren Zusammenhang stehen, ist es das Anliegen dieses Buches, begreiflich zu machen, dass äußere Symptome, die wir noch nicht als Krankheit benennen, z. B. Hauteffloreszensen wie Dornwarzen, Hämangiome, Ulcera der Beine und andere Entzündungen der Haut, nicht unterdrückt werden dürfen. Denn all diesen Symptomen liegt eine krank machende Schwäche, das Miasma, zugrunde. Und, wenn wir äußere Symptome schnell mit chemischen Mitteln, unterdrückenden Naturmitteln oder auch falschen homöopathischen Arzneien, die keinen Bezug zum Miasma, zu der bestimmten krank machenden Schwäche haben, zum Verschwinden bringen wollen, dann meldet sich die dahinter tiefliegende miasmatische Schwäche mit ernsten Erkrankungen. Dies ist ein schlechter Tausch! Wir können genau voraussagen, welche Erkrankung aus der Tiefe an die Oberfläche tritt, wenn wir äußere Symptome unterdrücken, das jeweilige vorherrschende Miasma meldet sich, die Psora, die Sykose, die Syphilis oder die Pseudo-Psora.

Jede Ausscheidung, jeder Hautausschlag und jede Hautunreinheit sind Entlastungen des Körpers. Der Körper will sich von Giftstoffen frei machen. Jeder Schnupfen, jeder Durchfall, Schwitzen, Blutungen, egal ob Nasenbluten bei Kindern, Hämorrhoidenblutung, starke Periodenblutungen oder Myomblutungen, alles sind Entlastungsversuche des Körpers und sollen nicht unnötig gestoppt werden. Der Körper entledigt sich seiner Giftstoffe. Er transportiert diese an die Oberfläche, scheidet sie aus und damit wird eine Erkrankung auf der tieferen Ebene verhindert.

Operieren Sie die Hämorrhoiden, weil sie gelegentlich jucken, brennen oder bluten, keinesfalls weg. Lebenslänglich erhöhte Leberwerte sind oftmals die Folge. Und, wenn man ein Ulcus cruris zu schnell schulmedizinisch zum Abheilen bringt, folgt nicht selten nach Monaten ein Schlaganfall oder eine Depression, welch eine Wahl! Operieren Sie die Varizen niemals, auch einen Halux valgus nicht oder Hammerzehen.

Das zugrunde liegende Miasma meldet sich auf jeden Fall und eine tiefliegende Schwäche tritt an die Oberfläche.

Ich erinnere mich an einen Lehrer, bei dem das psorische Miasma das vorherrschende war. Dieser Lehrer hatte während der Schulzeit stets Ekzeme an den Händen, er meinte, er sei auf die damals noch benutzte Kreide allergisch. Die Kreide war nicht schuld am Ausschlag, sondern seine psorische Veranlagung, die Bereitschaft zu Allergien und seine innere Unruhe, die für einen starken Juckreiz sorgte. Der Hautausschlag an der Innenseite der Hände verschwand immer in den Ferien, deshalb gab er der Kreide die Schuld, aber er machte sich stets schon in der letzten Ferienwoche bemerkbar, da gab es noch keine Kreide, sondern innere Spannung, was ihn wohl nach den Ferien wieder erwarte. In den Ferien kam dieser Patient oft mit Fließschnupfen in die Praxis, „er hätte sich einen Zug geholt“, meinte er. Auch diesen Schnupfen darf man nicht unterdrücken und schnell stoppen, keine Ausscheidung darf gestoppt werden, sie ist eine Reinigung.

Wenn der Körper genügend Lebenskraft hat, entledigt er sich von seinen Giften durch verschiedene Ausscheidungsformen. Wenn man diese stoppt, wird er auf der tieferen Ebene krank.

Je nachdem welches Miasma vorherrscht, ob das psorische, das sykotische, das syphilitische oder das tuberkulinische, danach können wir die tiefliegenden Erkrankungen, welche nach Unterdrückung folgen, vorhersagen. Wenn bei einem psorischen Patienten Warzen entfernt werden, dann bekommt er oft Herzrhythmusstörungen, Herzschwäche und Gelenkprobleme, der sykotische Patient Arthrose, Osteoporose und auch Herzprobleme.

Wenn Sie bei einem sykotischen Patienten die Krampfadern operieren lassen, wird dieser aufgrund seiner miasmatischen Schwäche, nämlich der Sykose, nach Monaten bzw. Jahren Herzrhythmusstörungen, Coronarsklerose, Polyarthritis oder Asthma bronchiale bekommen. Immer wieder: Welch ein Tausch!

Jetzt zu einem anderen Patienten: Die Tubekulinie war bei ihm vorherrschend. Er war auch Lehrer, litt an allergischen Hautausschlägen, die stark juckten und bekam auswärts Cortison injiziert, Urbason 80 mg. Nach einem Jahr entwickelte er ein starkes Asthma. Er kam zu mir und ich musste erst wieder den Hautausschlag zum Vorschein bringen, danach verschwand das Asthma. Beim tuberkulinischen Miasma brennt das psorische und syphilitsche Feuer.

Ich erinnere mich an eine Bäckersfrau, etwa 70 Jahre alt, sie litt an einem Ulcus cruris, welcher für die Giftausscheidung sorgte. Eines Tages fuhr ihre Tochter mit ihr in die Klinik und nach 14 Tagen war das Ulcus nicht mehr aktiv, es nässte nicht mehr, die Haut war intakt. 6 Monate später meldete die Tochter einen Schlaganfall, der seine Folgen lebenslänglich hinterließ. Die Patientin war mit dem psorischen und sykotischen Miasma infiziert.

Und wieder dieselbe Bitte: Unterdrücken Sie keine äußeren Symptome, egal welches miasmatische Feuer lodert, die miasmatische Glut wird umso stärker, das Feuer noch wilder. Ein Tausch der Hautsymptome oder Allergien, Heuschnupfen etc. gegen Asthma oder Krebs wäre keine gute Wahl! Sie können die miasmatische Glut niemals zum Ersticken bringen, Sie können diese aber stark abschwächen.

Ich empfehle dringend, beim syphilitischen Miasma keinerlei Symptome wie Fisteln oder sonstige pathologische Ausscheidungen zu unterdrücken.

Vorsicht bei Schweißdrüsenabszessen, starker Akne und Eiterungen jeder Art, Vorsicht bei Fluor!

Geisteskrankheiten, moralische Demenz und Hirnhautentzündung sind oft die Folge. Ein Aufenthalt in der Nervenheilanstalt folgt oftmals. Das syphilitische Miasma ist destruktiv, zerstörend, ein aggressives Feuer brennt und darf auf keinen Fall geschürt werden.

Beim sykotischen Miasma sind nach Unterdrückungen auch oftmals kriminelle Tendenzen, Wahnvorstellungen, Kleptomanie, Gedächtnisstörungen stärkerer Art, Manie und Suizidneigungen die Folge. Vorsicht bei pathologischen Ausscheidungen, bei Warzen u.s.w. Unsere Nervenheilanstalten sind voll von solchen armen Menschen, bei denen nichtwissende Ärzte das Feuer des Miasmas geschürt haben. Wenn man aber die kriminellen Tendenzen und das aggressive Verhalten der Betroffenen beim syphilitschen und sykotischen vergleicht, so ist das syphilitische Miasma wesentlich gefährlicher, die Aggressivität richtet sich trotz allem mehr nach außen.

Und eine andere Warnung: Es betrifft das Fieber.

Wenn Ihr Kind Fieber hat, z. B. bei einer Kinderkrankheit wie Masern oder Mumps, dann entleeren Sie den Darm mittels Kernseife.

Schneiden Sie einige Stücke Kernseife in Form eines Zäpfchens und tauchen Sie diese in Rescue Salbe, führen Sie 1 Supp. tief rektal ein, nach einigen Minuten findet die Darmentleerung statt. Wiederholen Sie dies noch 1–2 Mal pro Tag, die Ausscheidung über den Darm ist äußerst wichtig. Die Kernseife dient der Entgiftung, eine andere Seife kann nicht zur Anwendung kommen. Die Bachblüten in der Rescue Salbe dienen ebenfalls der Heilung.

Sie können, falls überhaupt noch nötig, Wadenwickel anlegen und das homöopathische Typenmittel geben, dieses muss zur miasmatischen Schwäche passen, sonst ist auch dies eine Unterdrückung.

Fieber ohne Beschwerden, Kind spielt munter:

- Ferrum phosphoricum D6, 3–4x 1 Tablette/Tag

Fieber plötzlich, heftig, Haut trocken, unruhig, Gesicht blass oder hellrot:

- Aconitum napellus D30, einmalig 2 Globuli

Vorsicht mit Belladonna, damit können Sie leicht unterdrücken.

Hautausschläge bei Infektionskrankheiten sollten Sie nie unterdrücken, sondern bei Schmerzen z. B. Herpes zoster Gelsemium D30 bzw. Phytolacca D30 als homöopathisches Schmerzmittel einsetzen.

Bei Blutungen ist die Operation die allerletzte Waffe. Blutungen können auch eine Ausscheidungsform des Körpers zur Entlastung sein, z. B. Nasenbluten bei hohem Blutdruck oder hohem Fieber.

Wenn eine Disposition zu einer Autoimmunerkrankung vorliegt, dann brennt das syphilitische Feuer und eine solche Erkrankung bricht aus. Dieses Feuer einzudämmen, bedarf großer Erfahrung eines miasmatisch arbeitenden Homöopathen.

4 Die verschiedenen Arten der Unterdrückung

Die Unterdrückung mit Chemie ist die häufigste Art. Denken wir nur an die vielen bakteriellen Infektionen. Eine moderne Erkrankung, deren Zahl in den letzten Jahren steil angestiegen ist, ist die chronische Blasenentzündung. Und die Urologen stehen vor einem Rätsel. Häufig entsteht aus einer einmaligen Cystitis eine chronische Form. Etwa 25.000 Patienten sind bundesweit betroffen. Die Ärzte bieten eine chemische Waffe an, das Antibiotikum, und das ist die einzige Therapiemöglichkeit. Die Bakterien sind nach einigen Tagen oder auch Wochen nicht mehr nachweisbar. Aber leider bleibt es nicht dabei, nach einigen Wochen oder Monaten machen die Bakterien in der Blase dem Patienten erneut das Leben schwer.

Ich erinnere mich an eine Patientin, die über ein ganzes Jahr verschiedene Antibiotika ausprobieren musste und nach dem Absetzen nach dieser langen Zeit kam nach 4 Wochen der nächste Bakterienbefall mit starken Beschwerden. Der behandelnde Arzt meinte, er könne jetzt leider nichts mehr für die alte Dame tun. Sie konsultierte dann einen homöopathischen Arzt, der für sie Cantharis D200 und Berberis vulgaris D6 auswählte, in der Folge Eupatorium purpureum D30, Belladonna D6 und weitere gut gewählte Arzneien. Aber der Erfolg blieb dauerhaft aus. Das Miasma war nicht berücksichtigt. Ohne die miasmatische Behandlung kann so ein Fall nicht gelöst werden. Das tuberkulinische Feuer brannte bei dieser Patientin. Gut gewählte Konstitutionsmittel in Verbindung mit der Nosode Tuberkulinum brachten dauerhafte Hilfe. Seit 7 Jahren ist die Patientin beschwerdefrei. Bei der Mittelwahl musste das zugehörige Miasma stets berücksichtigt werden.

Naturheilkundliche Behandlung ist auch eine Unterdrückung. Die oben genannte Patientin trank vor dem Besuch bei mir verschiedene Blasen-Nieren-Tees, nahm Canephron-S Solidago, Trockenextrakt aus Goldrutenkraut, Angocin Anti-Infekt N mit dem Inhalt Kapuzinerkraut und Meerrettichwurzel, Cystinol akut, Bärentraubenblätter und nephro loges, ein Präparat aus Schachtelhalmkraut, Goldrutenkraut, Haubechelwurzel und Petersilienwurzel, jedoch blieb der langfristige Erfolg aus.

Homöopathische Komplexmittel unterdrücken auch: z. B. Berberis Ptk, Cantharis Olplx u.s.w. Diese haben keinen Bezug zum Miasma, was bei der homöopathischen Mittelwahl dringend berücksichtigt werden muss. Es gibt noch ein anderes Präparat, bestehend aus Einfachzucker, es wird oral eingenommen. Es hat eine hohe Haftungsbereitschaft an E. coli und schwemmt diese aus. In mehr als 90 % der Blasenentzündungen sind diese Bakterien das Übel. Dieses Präparat kam bei meinen Patienten auch oftmals zum Einsatz ohne langfristigen Erfolg.

Bei Schmerzen geben Sie bitte möglichst keine chemischen Mittel, es bieten sich einige schmerzstillende Substanzen ohne Nebenwirkungen an, z. B. Serpalgin von der Firma Horvi. Diese Firma hat noch ein weiteres Präparat gegen Schmerzen schon Jahrzehnte in ihrem Katalog, es ist Bufomarin mite und forte. Beide Arzneien sind Enzyme, Bufomarin mite/forte ist aus Bufo marinus hergestellt, Serpalgin ist ein Enzym-Wirkkomplex aus dem Tiergift der Schlangen Vipera ammodytes, Lachesis muta und Naja tripudians.

Bufomarin mite und Bufomarin forte liegen in Tropfenform vor. Es werden 5x täglich 8–10 Tropfen eingenommen. Es wirkt hervorragend gegen Tumorschmerzen.

Serpalgin liegt in Tropfenform und in Ampullen vor, auch als Salbe ist es erhältlich. Bei starken Schmerzen spritzt man täglich 2 Ampullen Serpalgin i.m., bei den Tropfen gibt man täglich 5x 8–10 Tropfen, je nach Beschwerdebild und Konstitution des Patienten. Serpalgin Salbe kann nach Bedarf eingerieben werden. Ich habe mit den Horvi Arzneien sehr gute Erfahrungen gemacht. Viele Patienten konnten im Laufe der Zeit starke Analgetika, wie z. B. Tramal oder Valoron-N, wieder weglassen.

Ganz hervorragende Arzneien, die die Schmerzen teilweise ganz wegnehmen, findet man in der Homöopathie:

- Phytolacca – die Kermesbeere: Wie vorne beschrieben, ist sehr gut für Schmerzen geeignet, welche stechend sind, oftmals gehen die Stiche durch den ganzen Körper. Phytolacca eignet sich sehr gut für Neuritiden. Die Schmerzen schießen ein und sind lancierend.

  Sehr gut ist auch die Verdünnung von Phytolacca im Verhältnis 1:4, diese Tinktur wird eingerieben. Der Erfolg tritt schnell ein.

- Arsenicum album: Bei Arsen brennt der Schmerz wie Feuer, der Schmerz kommt oft periodisch, nachts erreichen die Beschwerden ihren Höhepunkt.

- Gelsemium – Wilder Jasmin: Ist in D30 sehr gut für Neuralgien und Migräne. Einnahme: 3 x/Tag je 5 Globuli.

- Chelidonium – Schöllkraut: Ist geeignet für Schmerzen und Koliken im Gallenbereich.

- Ranunculus – Knollenhahnenfuß: Ist bei pleuritischen Schmerzen und Intercostalneuralgien gut geeignet, auch bei Krebs-Patienten.

- Cedron: einschießende, lancierende Schmerzen, Periodizität ist das Kennzeichen.

- Radium bromatum: Schwere anhaltende Schmerzen im ganzen Körper, Brennen der Haut. Hilfreich bei Radiumverbrennungen, über Frankreich zu beziehen.

- Passiflora incarnata: Heftige Schmerzen, verbunden mit Krämpfen, oft handelt es sich um Nervenschmerzen, diese Arznei wirkt sehr beruhigend, hilft beim Einschlafen.

- Petasites officinalis – Pestwurz: Bei Schmerzen in den Harnwegen und bei Pylorusschmerzen besonders geeignet, aber auch allgemein bei Schmerzen einsetzbar. Damit habe ich oft gute Erfahrung gemacht.

Große Hilfe bringt auch das Anlegen eines Cantharidenpflasters. Dieses wird über oder neben der schmerzenden Stelle aufgelegt, je nachdem ob man eine Schmerzaus- oder -ableitung erzielen möchte. Stärkste Schmerzen, in der Tiefe sitzend, bohrend, klopfend verschwinden oft nach 1 Tag.

Der Baunscheidtismus hilft bei mehr oberflächlichen Schmerzen, bei Neuritiden.

Die Therapie mit Milchsäure bringt oftmals völlige Schmerzfreiheit. Ich habe damit viel gearbeitet und konnte den Menschen helfen.

Kefir, besonders Kefir aus Ziegenmilch, hat eine starke Schmerzwirkung durch Hemmung der Produktion von Arachidonsäure. Im Kaukasus zählt Kefir zu den beliebtesten Heilmitteln mit ganz alter Tradition. Grüner Tee ist ein basisches Getränk und spielt, da „die Säure die Mutter des Schmerzes ist", in der Schmerztherapie durch Beeinflussung der Arachidonsäure eine große Rolle.

Phytodolor Tinktur ist bei Schmerzen im Bewegungsapparat gut einsetzbar.

Notakehl ist bei entzündlichen Schmerzen zu empfehlen, von der Firma sanum in Tropfen, Ampullen, Tabletten, Kapseln, Salbe und Suppositorien erhältlich, in D5, D6 und D7, die Salbe und Suppositorien als D3.

Mucokehl von der Firma sanum ist bei krampfartigen Schmerzen sehr hilfreich. Es liegt als Tropfen, Suppositorien, Tabletten, Kapseln, Salbe und Ampullen im Handel vor. Es ist in der Verdünnung D5, D6 und D7 erhältlich, die Salbe und Suppositorien in D3.

Von den Bachblüten ist auch Hilfe zu erwarten, vor allem ist dies eine äußerst milde Therapie, welche über Monate ihren Einsatz finden kann, wenn die Schmerzen nicht allzu stark sind als alleinige Therapie, ansonsten natürlich zusätzlich.

Es werden z. B. 5 ml Rescue Tropfen und 1 ml Agrimony in einem Fläschchen mit Pipette oder Tropfeinsatz gemischt, man kann stündlich 2 Tropfen auf die Zunge geben, bei Bedarf auch öfter.

Dieser Rat stammt von Dr. Blome, der mich unterrichtete.

Operationen sind oftmals auch eine Form der Unterdrückung. Operieren Sie keine Hämorrhoiden weg. Was bleibt sind oftmals lebenslänglich erhöhte Leberwerte. Der Juckreiz, die Schmerzen sind weg, welch ein Tausch. Lassen Sie keine Warzen entfernen, keine Hämangione, keine Naevi oder sonstige Effloreszensen. Andere Schwachstellen im Innern melden sich, je nach Miasma. Sie können die miasmatische Glut nicht zum Ersticken bringen, im Gegenteil, das miasmatische Feuer wird durch unnötige Operationen nur noch wilder.

Tauschen Sie keine äußeren Symptome gegen innere Erkankungen.

Und nicht selten bricht in der heutigen Zeit eine Autoimmunerkrankung aus.

Und nun zu einer weiteren Behandlung, die keinesfalls unterdrückend, sondern ausschließlich heilend wirkt.

5 Die homöopathische Konstitutionsmittelsuche

Der Arzt Samuel Hahnemann (1755–1843) begründete eine neue, einzigartige Heilmethode. Diese heilt nach dem Ähnlichkeitsprinzip sanft und anhaltend, es bedeutet, dass Ähnliches mit Ähnlichem geheilt wird. Das heißt, dass eine Substanz, die beim Gesunden Krankheitssymptome verursacht, gleichzeitig beim kranken Menschen dieselben Symptome heilt.

Dabei wirkt die Substanz in potenzierter Form, sie wird verdünnt und verschüttelt. Z. B. ist Coffea arabica eine Arznei gegen Schlaflosigkeit, natürlich in verdünnter Form, in D30 bzw. D6 oder auch sehr hoch verdünnt. Oder Apis mellifica, die Honigbiene, ist ein Mittel gegen Bienenstiche. Nun gibt es unter der Vielzahl der homöopathischen Arzneien jeweils das dem kranken Menschen ähnlichste Mittel, das Similimum, auch Konstitutionsmittel genannt oder Typenmittel, und dies gilt es herauszufinden. Es beeinflusst Körper, Geist und Psyche gleichzeitig und heilt anhaltend. Außer seinem Similimum braucht der Patient im Laufe des Lebens noch weitere Mittel, diesmal Simile genannt (ähnlich).

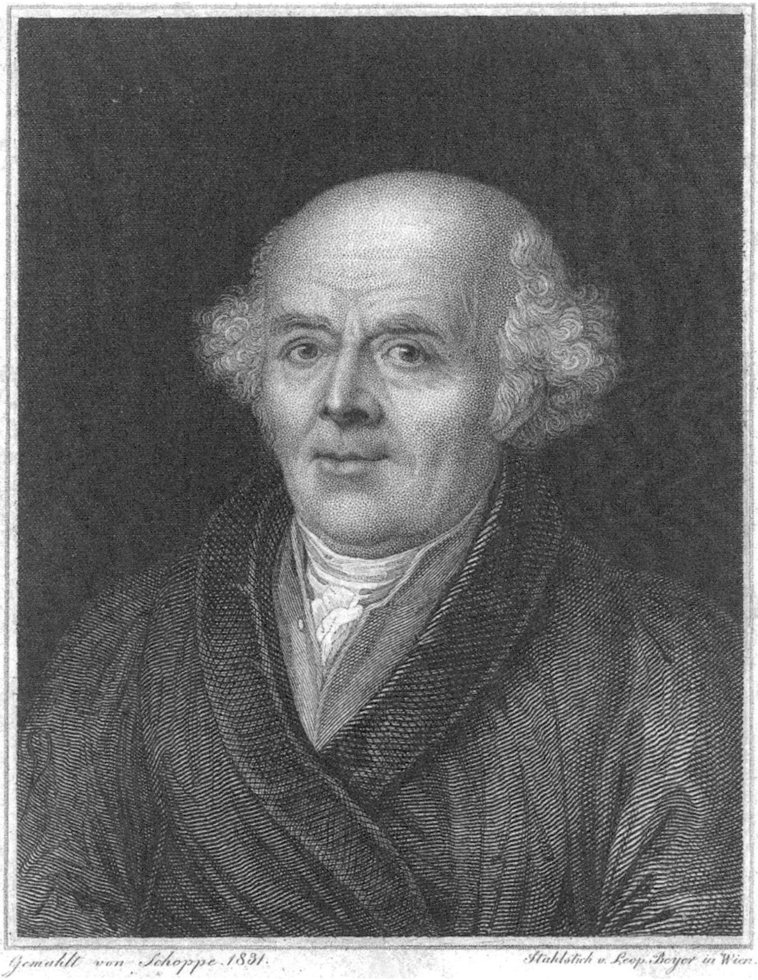

© Wikipedia. Samuel Hahnemann, der Begründer der Homöopathie. 1831. Stahlstich nach einem Gemälde von Julius Schoppe

6 Fasten

Wenn der Kräftezustand, die Konstitution des Patienten das Fasten erlaubt, dann empfehle ich auf jeden Fall eine für den Patienten geeignete Fastenform.

Fasten ist eine sehr wichtige Maßnahme gegen jede chronische Erkrankung, die Entzündungen bilden sich zurück.

Der Österreicher Rudolf BREUSS hat mehreren inoperablen Krebspatienten durch eine 42-tägige Fastenkur auf diese Weise geholfen.

Gemüsesäfte, vorwiegend Rote-Bete-Saft, und Kräutertees werden während dieser Zeit getrunken. Die BREUSS'schen Säfte sind in allen Apotheken und Reformhäusern erhältlich. Er nannte seine Therapie auch die „Operation ohne Messer". Die überfüllten Speicher im Organismus werden entleert, Gifte werden ausgeschieden.

Es ist zu empfehlen, die Ernährungsumstellung durch eine Fastenperiode einzuleiten. Fasten hat eine uralte Tradition. Vor zehntausend Jahren wurde schon gefastet. In den großen Weltreligionen kommt Fasten heute noch vor und ist ein wesentlicher Bestandteil; erwähnt sei hier der Buddhismus, das Christentum, der Islam und das Judentum.

Durch das Fasten wird der gesamte Organismus entsäuert, alle Körpersäfte fließen wieder besser, voran das Blut und die Lymphe. Die Geldrollenbildungen der roten Blutkörperchen lösen sich wieder auf, sonstige Eindickungen von Blut und Lymphe verschwinden. Im Dunkelfeldmikroskop sind nach dem Fasten keinerlei Stauungszeichen bzw. Eiweißverdichtungen wie Filite oder Mucor-Symplasten mehr zu sehen, auch keine Thrombozytenaggregationen mehr. Die Eiweißspeicher werden entleert. Auf diese Weise wirkt das Fasten dem Herzinfarkt, Schlaganfall und weiteren Gefäßprozessen entgegen.

Auch die Gefäßwände, die durch Arteriosklerose ihre Elastizität verloren haben, werden wieder funktionsfähiger, die Verhärtung wird durch das Fasten weniger. Weitere Gefäßprozesse wie Tinnitus, Hörsturz und Migräne verschwinden durch das Fasten. Außerdem ist es die beste Krebsvorsorge.

Das strenge Fasten bedeutet Verzicht auf jegliche Nahrung. Dies können Sie zuhause über einige Tage durchziehen, ansonsten gibt es Faltenkuren bei Dr. Buchinger usw. Das Frühjahr eignet sich dafür am besten, der Stoffwechsel stellt sich in dieser Zeit um. Es gibt weitere Fastenarten, z. B. das 24-Stunden-Fasten oder das Morgenfasten, welches bedeutet, dass der Mensch morgens bis zur Mittagszeit auf Nahrung verzichtet, da morgens sowieso die Ausscheidungsphase im Körper abläuft und diese durch das Morgenfasten unterstützt wird. Man kann unterstützend Basentee (Kräutertee) oder auch **Basentee nach Dr. Rau** trinken.

Rezept Basentee nach Dr. Rau:

Gartenbohnen, Zucchini und Sellerie lässt man zu gleichen Teilen schonend köcheln, etwa 20 Minuten lang.

Vom Sud trinkt man einige Tassen über den Tag verteilt.

Das sogenannte Morgenfasten muss über einen langen Zeitraum (6–12 Monate) durchgehalten werden, um Erfolge zu erzielen.

Es gibt auch das sogenannte Teilfasten, das Eiweißfasten. Manchmal kann man das strenge Fasten nicht einplanen, da kann man auf das Eiweißfasten ausweichen, d. h. man isst über 2–3 Wochen ausschließlich rohes Obst. Damit werden die Eiweißspeicher entleert. Dieses Eiweißfasten eignet sich ebenso gut als Auftakt zur Ernährungsumstellung. Der Verzicht auf jegliches tierisches Eiweiß lässt wieder mal die Körpersäfte fließen, der Organismus erholt sich. Gefäßerkrankungen werden weniger und verschwinden ganz, wenn die Ernährungsumstellung dem anfänglichen Fasten folgt. Außerdem regt Fasten den Körper an, entzündungshemmende Stoffe auszuschütten.

Und nun ein paar Überlegungen, wie man das Fasten erfolgreich unterstützen kann: Ganz wichtig ist die körperliche Bewegung, denn man schwitzt und scheidet so Giftstoffe über die Haut aus, die Durchblutung wird auf diese Weise verbessert.

Die Ausscheidungsorgane, die Niere, der Darm und die Leber sollten angeregt werden.

Die Nieren können durch folgenden **Tee** Unterstützung finden:

Rp. Folia Betulae
Hb. Solidaginis
Hb. Hernariae
Fol. Orthosiphonis āā ad 200,0

1 TL/Tasse von dieser Mischung mit kochendem Wasser übergießen, über Nacht ziehen lassen, 3-5 Tassen täglich. trinken.

Homöopathisch kommt bei Bedarf Natrium chloratum D6 bzw. Solidago virgaurea D6 in Frage.

Um die Leber zu unterstützen, empfehle ich den **Lebertee nach Prof. Müller**:

Rp.		
Rp.	Hb. Chelidonii	50,0
	Hb. Cardui benedicti	50,0
	Rx Taraxaci	50,0
	Fl. Stoechados	50,0
	Semen cardui mariae ad	300,0

1 TL/Tasse der Mischung mit kochendem Wasser übergießen, über Nacht ziehen lassen, oder aber wenigstens 3 Stunden. 3–5 Tassen pro Tag trinken.

Man kann den Nierentee im täglichen Wechsel mit dem Lebertee trinken oder aber beide Sorten mischen und täglich trinken.

Sollten beim Patient die Leberwerte erhöht sein, dann kann man sicher sein, dass diese nach der Fastenzeit sehr viel besser, wahrscheinlich sogar zur Norm zurückgekehrt sind; es kommt ergänzend je nach AMB Lycopodium D6, Taraxacum D6, Chelidonium D6 oder Carduus marianum D6 in Frage. Auch Naturheilmittel der Firma sanum eignen sich während der Fastenkur bestens. Es bieten sich Silvaysan, Taraxan, pinikehl und bei chronisch erhöhten Leberwerten Recarcin und Rebas D4 an.

Um den Darm gründlich zu entleeren, empfiehlt es sich, nach Dr. Buchinger alle 2 Tage einen Einlauf mit lauwarmem Wasser oder Kamillentee zu machen. Man kann auch alternative Abführmethoden anwenden, z. B. Abführtee zum Einsatz bringen (Senna Blätter).

Bei chronischer Verstopfung sollte man an eine homöopathische Unterstützung denken, z. B. Graphites D6, Silicea D6, Plumbum metallicum D6 oder Natrium chloratum D6 je nach AMB. Die Firma sanum hat Rebas D4/D6 als Hilfe anzubieten. Bei Rebas handelt es sich um einen Organextrakt aus den Peyer'schen Plaques vom Schwein. Mit Peyer'sche Plaques bezeichnet man ein lymphatisches Gewebe, welches in der Schleimhaut des Dünndarms eingelagert ist.

Weiterhin kann es vorkommen, dass der Patient während oder nur zu Beginn der Fastenperiode nicht gut schlafen kann. Während des Fastens braucht der Mensch weniger Schlaf als sonst. Unterstützen kann man die Schlafstörung, indem man dem Patient Coffea arabica D30 oder Passiflora D30 bzw. Valeriana D6 gibt, je nach AMB. Von der Hochpotenz D30 werden jeweils 2 Globuli, 1x abends, verabreicht, Valeriana D6 wird 2x vor dem Zubettgehen genommen, im Abstand von 2 Stunden, evtl. beim nächtlichen Erwachen nochmals.

Auch die Bachblüte White Chestnut wäre sinnvoll zu verabreichen, wenn der Patient schildert, dass ihm immer dieselben Gedanken durch den Kopf gehen. Diese Bachblüte wird über den Schläfen eingerieben.

Red Chestnut setzt man ein, wenn sich der Patient große Sorgen um andere macht, Sorgen, die meist nicht nötig sind.

Bei Unruhe und Nervosität sollte die Blüte Impatiens Hilfe bringen, z. B. auch bei restless legs.

Und ganz wichtig sind die Rescue Tropfen. Dieses Mittel beinhaltet 5 Blüten und wurde von Dr. Bach selbst zusammengestellt. Es kommt bei Unruhe, Erregung, Angst und Überforderung jeder Art zum Einsatz.

Man gibt 2x im Abstand von 10 Minuten 2 Tropfen auf die Zunge oder noch besser: man lässt die Tropfen über den Schläfen einreiben, auf jeder Seite 1 Tropfen. Beim nächtlichen Erwachen kann dieser Vorgang wiederholt werden. Auch, wenn die Patienten mal zwischendurch unzufrieden, missmutig, ungeduldig oder schlecht gelaunt sind, kurz: wenn es Störungen im Wohlbefinden gibt, dann finden die Rescue Tropfen ebenso ihren Einsatz. In diesem Fall werden alle 2 Stunden 2 Tropfen über dem Hals-Chakra eingerieben, bei Besserung nur noch 3x täglich. Die Wirkung zeigt sich sehr schnell.

Manchmal steigt die Harnsäure in den ersten Fastentagen stark an, die Blutwerte erreichen dann 9, 10 oder auch mehr als 10 mg/dl. Dies geschieht meist bei Patienten, die viel Fleisch gegessen oder Alkohol getrunken haben, da Harnsäure die Endstufe des Purinstoffwechsels ist. Die oben genannten Nahrungsmittel sind purinhaltig. Die Behandlung erfolgt mit Colchicum D6, 3x 1 Tablette/Tag über einige Wochen oder auch mit Bryonia D6, ebenso 3x 1 Tablette täglich über Wochen.

Zusätzlich empfehle ich grünen Hafertee zu trinken. In diesem Tee kann man zusätzlich einige Tabletten Restructa forte auflösen. Dies steigert die Wirkung. Auch das Komplexmittel Iso-Gewebemittel Nr. 11 hilft gut. Wenn es zu Gichtanfällen kommt, kann man auf Allopurinol zurückgreifen. Zuvor sollte man es aber noch mit Guajacum D2 – alle 2 Stunden 1 Tablett lutschen – und Fußbädern versuchen. 2x/Tag wird ein heißes Fußbad eingesetzt, in jedem Fußbad wird 1 kleine Tasse Ascorbinsäure aufgelöst. Dies bringt oft schnelle Linderung. Auch Basentee nach Dr. Rau kann im Wechsel mit dem grünen Hafertee getrunken werden (s. Seite 42). Nach dem Fasten soll in diesen Fällen dringend auf purinarme Kost umgestellt werden.

Migränepatienten erleben manchmal zu Beginn der Fastenzeit noch einmal einen Anfall, dann verschwinden die Migräneattacken. Bei der Migräne handelt es sich um eine Fehlregulation der Hirngefäße, ganz aufgeklärt ist dieses Krankheitsbild noch nicht. Die Übersäuerung fördert die Beschwerden. Durch das Fasten kommt es oft zu lebenslanger Heilung, wenn die Ernährung dann wie oben beschrieben anschließend umgestellt wird.

Falls nötig, kann im Migräne-Anfall folgende Mischspritze zum Einsatz kommen:

1 Amp. Ferrum phosphoricum Injeel

+ 1 Amp. Gelsemium Hom.

+ 1 Amp. Spigelon

+ 1 Amp. Aconitum Hom.

+ 1 Amp. Belladonna Hom.

+ 0,5% Procain 1%

Diese Injektion langsam i.v. spritzen, der Anfall löst sich meist sehr schnell.

Sowohl der erhöhte Blutdruck als auch der hohe Augendruck reagieren sehr gut auf das Fasten. Blutdruckkrisen und Glaukomanfälle verschwinden. Zu Beginn kann man den hohen Blutdruck, solange bis er zur Norm zurückgekehrt ist, mit Natrium chloratum D6, 3x 1 Tablette/Tag über einige Wochen oder auch mit Aurum metallicum D6, 3x 1 Tablette täglich, oder mit Glonoinum D6, täglich 3x 5 Tropfen, behandeln. Weiterhin kommen Arnica montana, Lachesis, Plumbum metallicum, Barium carbonicum und Sulfur in Frage. Die Auswahl richtet sich nach AMB. An Komplexmittel kommen Phönix Aurum sowie Melilotus Hom. in Frage. Phönix Aurum wird bei Patienten mit hochrotem Kopf eingesetzt, Melilotus Hom. eher bei Kopfschmerz verbunden mit Brechreiz.

Ein drohender Glaukom-Anfall wird mit Phosphorus D6, Glonoinum D6 oder Aurum metallicum D6 positiv beeinflusst. Nach der Fastenperiode ist der Augendruck meist zur Normalität zurückgekehrt. Die Patienten sind oft sehr überrascht, da es in der Schulmedizin doch wenig Hilfe hierfür gibt. Das Ansetzen von Blutegeln über den Schläfen bringt noch Hilfe.

Wenn beim Fasten die sonst erhöhten Blutzuckerwerte purzeln und die Insulinspritze nicht mehr benötigt wird, können auch hier homöopathische Arzneien Hilfe bringen. Je nach Typ kommt Phosphorus, Natrium chloratum, Syzygium jambolanum, Argentum nitricum, Nux vomica, Calcium carbonicum oder Datisca cannabina in Frage.

Versuchsweise kann man, wenn man in der Einzelmittelhomöopathie nicht bewandert ist, auch Myrtillus Olplx und Syzygium Komplex (Hanosan) einsetzen. Die Firma Horvi bietet Schlangenenzyme an, die ich mit bestem Erfolg über Jahrzehnte eingesetzt habe.

Kommt es bei Diabetikern einmal zu einer Unterzuckerung, dann bringt Veratrum album D3 sofortige Hilfe. Man gibt 2x im Abstand von 5–10 Minuten 5 Globuli bzw. 5 Tropfen auf die Zunge, evtl. nach ½ Stunde nochmals, zusätzlich 1–2 TL Honig.

Am Ende der zweiten Fastenwoche oder auch später hört man manchmal Klagen über ein juckendes Ekzem. Man beobachtet Frieseln. In den meisten Fällen ist Sulfur das passende Mittel, gelegentlich auch Calcium carbonicum. Es handelt sich hierbei um ein Ausleitungsekzem, oft ist die Harnsäure erhöht, die Niere ist dann mit der Ausscheidung überfordert, die Haut funktioniert dann wie eine weitere Niere. Das Ekzem verschwindet natürlich wieder. Salben sollten nicht eingesetzt werden. Bei starkem Juckreiz bieten sich Histamin D30 an, selbstverständlich auch die Rescue Tropfen bzw. Dolichos D6. Diese Arznei wird zusätzlich zum Sulfur oder Calcium carbonicum gegeben.

Und sollte ein Patient einmal depressiv werden während der Fastenzeit, dann empfiehlt sich, Natrium chloratum D6 bzw. Zincum valerianum von Hevert einzusetzen. Auch Laif 600 (Johanniskraut), Horvi Psy4 comp1 oder Mucedokehl, ein Schimmelpilz-Präparat der Firma sanum, bringen gute Hilfe. Die Bachblütentherapie ist hierfür gut geeignet, falls Patient oder Behandler damit gute Erfahrungen gemacht haben. Bei schweren Depressionen in der Anamnese sollte auf keinen Fall gefastet werden.

Bei Erkältungen oder leichten grippalen Infekten empfehle ich notakehl D5 Tropfen zur Anwendung zu bringen. Es werden 3x täglich 10 Tropfen in die Nase hochgezogen. Zusätzlich sollten metavirulent

Tropfen gegeben werden. Ganz wichtig: die Ausleitung über den Darm.

Patienten mit einer Magenanamnese leiden anfangs manchmal unter saurem Aufstoßen, ich empfehle Kamillentee oder Solu-vetan Tee. Bei Fortdauer der Beschwerden helfen 1 TL Heilerde, Nux vomica D30 oder/und Hydrastis canadensis D4. Die Firma sanum hat 2 ausgezeichnete Arzneien, um den Säure-Basehaushalt auszugleichen, es handelt sich um alkala-N Pulver und Citrokehl Tropfen.

Ganz selten löst sich einmal ein Nierenstein während der Fastenperiode. Es kommt zu Koliken. Es sollte Nierensteintee nach Prof. Müller getrunken werden:

Rp. Herba Anserinae

Fructus Juniperi

Fructus Petroselini

Herba Hernariae

Radix Taraxaci c. herba āā ad 200,0

8–10 TL dieser Mischung mit 1 ½ Liter kochendem Wasser übergießen, 20 Minuten ziehen lassen und innerhalb von 1 ½ Stunden trinken. In dieser Zeit sollte man sich viel bewegen, Seil hüpfen oder Treppen steigen.

Gegen die Schmerzen hilft Serpalgin der Firma Horvi sehr gut. Die Tropfen werden nach Anweisung genommen.

Bei leichten Kopfschmerzen zu Beginn der Fastenperiode empfehle ich ein heißes Fußbad mit 1 EL Natron, dies dient der Entsäuerung. Einreibungen mit Mucokehl D5 Tropfen sollten vorgenommen werden. Es werden auf beiden Schläfen je 2 Tropfen eingerieben, 2–3x/Tag bis zur Besserung, evtl. muss auch spigelon der Firma Heel zum Einsatz kommen. Diese Arznei wird nach Anweisung eingenommen.

Das Fasten wirkt der Entzündung bei den Autoimmunerkrankungen entgegen. Es hilft weitaus besser als jede entzündungshemmende Substanz.

Weiterhin ist eine Ernährungsumstellung sehr empfehlenswert.

7 Milieusanierung durch Ernährungsumstellung

> Le microbe c'est rien, le terrain c'est tout
> Die Mikrobe ist nichts, das Terrain ist alles
>
> *(Louis Pasteur)*

Das Säure-Base-Gleichgewicht

Das Säure-Basen-Gleichgewicht steht im Vordergrund. Blut und Urin haben den gleichen ph-Wert, das Gewebe reagiert gegensätzlich. Wenn das Blut mit seinem ph-Wert leicht im alkalischen Bereich liegt, handelt es sich beim Gewebe bereits um eine massive Übersäuerung. Akute, wie auch chronische Erkrankungen werden stets von einer mesenchymalen Azidose begleitet. Der Blut-ph-Wert ist im alkalischen Bereich erhöht. Daraus entwickelt sich eine niedrigere Abwehr. Auf dem Boden eines entgleisten Stoffwechsels bilden sich akute sowie chronische Erkrankungen. Wenn man die Ernährung umstellt, wie im nächsten Kapitel beschrieben, erreicht man einen ausgeglichenen Säure-Basen-Haushalt.

Es gibt allerdings auch gute Präparate z. B. der Firma sanum, welche unterstützend wirken und nur anfangs ihren Einsatz finden sollten. Es handelt sich um die Basenmischung alkala-"N", welche im Magen-Darm-Trakt Sodbrennen und Blähungen beseitigt, weiterhin Citrokehl, welches der Alkalisierung des Blutes entgegengewirkt. Bei Citrokehl handelt es sich um Acidum citricum (Zitronensäure) in der Potenz D10, D30, D200.

Und ein sehr wirksames Präparat ist weiterhin sanuvis mit L-(+) Milchsäure als Bestandteil. Diese Arznei reguliert den ph-Wert des Blutes und des Gewebes. Acidum L(+)-lacticum liegt in jeder Tablette bzw. in den Tropfen in D4, D6, D12, D30, D200 vor, sanuvis ist in Tropfen, Tabletten und Ampullen erhältlich, in Salbe als sanuvis D1.

Alkala-N wird schluckweise, – 1 Messlöffel Pulver in ½ Tasse Wasser gelöst –, über den Tag verteilt getrunken; oder man macht ein Fußbad von 20–30 Minuten und gibt ½ Esslöffel Pulver ins heiße Wasser. Die Wassertemperatur sollte ca. 37° C haben.

Bei sanuvis werden 3 x 60 Tropfen eingenommen, bzw. 1–3 x pro Tag 1 Tablette mit ausreichend Flüssigkeit geschluckt. Man kann auch 1–3 x pro Woche 1 Ampulle intramuskulär spritzen.

Citrokehl liegt in Tablettenform, Tropfen und als Injektionslösung vor. Die Dosierung erfolgt nach Anweisung.

Zur Milieusanierung gehört auch die Herdsanierung, Zahnherde und auch andere Herde müssen ausgeschaltet werden, d. h. sowohl wurzelbehandelte als auch tote Zähne müssen entfernt werden. Es findet sich dort die Leptrotrichia buccalis, ein Bacterium, welches auch beim Krebsgeschehen an tumorbefallenen Organen zu finden ist.

Andere Störfaktoren sind: chronische Tonsillitis, chronische Sinusitis, chronische Appendicitis sowie chronische Cholecystitis.

Ernährungsumstellung

Das erste und bedeutendste Prinzip ist die Rückkehr zur naturbelassenen Nahrung.

Professor Kollath drückt es so aus:

Lasst unsere Nahrung so natürlich wie möglich.

Das Getreide, wenn es nicht denaturiert ist, ist ein wichtiger Vitamin-B-Träger. Deshalb streichen Sie Getreide in denaturierter Form, z. B. als Weißmehl, und benutzen Sie ab jetzt Vollkornmehl.

Verzichten Sie auch auf Zucker (weißer Zucker, brauner Zucker, Ur-Süße, Traubenzucker, Fruchtzucker ....). Kaufen Sie sich eine Getreidemühle und mahlen Sie das Getreide kurz vor dem Verzehr durch. Wenn Sie Brot kaufen, dann verlangen Sie stets Vollkornbrot. Die tägliche Ernährung sollte mindestens 50 % Rohkost enthalten. Essen Sie jeden Tag 3 EL Rohgetreide in Form von Frischkornbrei oder gekeimten Körnern als Zugabe z. B. im Salat.

Empfehlenswerte Rezepte

Das Kernstück der vitalstoffreichen Vollwertkost ist der Frischkornbrei:

Rezept nach Dr. Bruker:

3 EL Fünf- oder Sechskornmischung werden mittel bis grob geschrotet, 6 EL Wasser werden dazu gegeben, anschließend wird dies mindestens 5 Std. quellen gelassen, am besten über Nacht. Dann reibt man 1 Apfel und gibt diesen hinzu, zusätzlich rohes Obst nach Saison, außerdem 1 EL Sahne und einige Nüsse, am besten verschiedene Sorten. Die fettlöslichen Vitamine benötigen die Sahne, um ihre Wirkung zu entfalten.

Weitere Rezepte:

1. Bio-Körner:

3 EL Bio-Körner über Nacht einweichen, dann in ein Sieb schütten, mit frischem Wasser abspülen und abtropfen lassen. Danach 2 Tage im Sieb lassen und zweimal täglich mit Wasser überbrausen; am 3. Tag werden Sie Keimlinge entdecken. Diese können Sie in Suppen, Soßen, Joghurt usw. essen.

2. frisch gequetschter Hafer (Nackthafer aus dem Bioladen oder Reformhaus):

Wenn Sie eine Abwechslung wünschen oder es einmal schnell gehen soll, können Sie mit einer „Quetsch-Maschine“ (eventuell auf Bestellung im Bioladen oder Reformhaus erhältlich) rohen Nackthafer (er ist spelzenfrei) pressen und sofort nach Zubereitung mit Zutaten wie z. B. beim Frischkornbrei verzehren. Diese Haferzubereitung ist wesentlich gesünder und schmackhafter als die Haferflocken, die man fertig kaufen kann. (Achtung: Es gibt verschiedene Ausführungen der Maschine, wobei die einfachste und billigste Ausführung speziell für den Nackthafer völlig genügt.)

Zur Rohkost gehört unbedingt der tägliche große Salatteller, aus 5 verschiedenen Anteilen bestehend, nämlich stets zwei Wurzelsalaten, zwei über der Erde wachsenden und einem Blattsalat, mit Obstessig und Keimöl – letzteres darf keinesfalls fehlen – zubereitet. Achten Sie darauf, dass Sie täglich einen Apfel essen, möglichst mit Schale und Kerngehäuse. Säfte sind kein Ersatz für ganze Früchte.

Naturbelassene Fette wie Sahne, Butter und kaltgepresste Öle sollten Sie verwenden.

Essen Sie die Frischkost stets vor der gekochten Kost.

Meiden Sie auch Produkte, die aus Auszugsmehl hergestellt werden, wie weiße Nudeln, Weißbrot, Brötchen, Kuchen etc.

Essen Sie an Stelle von weißem Reis Vollkornreis.

Und noch einige Tipps aus der Praxis für die Praxis:

Sehr gute Erfahrungen habe ich mit der Jupiter-Geitreidemühle gemacht, weil die Mühle mit einem Salataufsatz kombinierbar ist und in verschiedenen Größen auf dem Markt günstig zu erhalten ist, und zwar in allen Bioläden, beim EMU-Verlag in Lahnstein – ☎ 02621 917010 `https://emu-verlag.de` – und bei Jupiter direkt:

`https://www.my-jupiter.de`.

Kuchenmischungen ohne Tierprodukte erhalten Sie in Bioläden oder beim Bauckhof https://shop.bauckhof.de/ ☎ 05803 98730. Es gibt ein vielseitiges Angebot: Schokokuchen, Käsekuchen (aus Tofu und Soja), Dinkel-Schoko für Muffins, Streuselkuchen, Nusskuchen, Zitronenkuchen, Dinkel-Sandkuchen.

Eine große Auswahl an kalt geschlagenen Ölen erhalten Sie in jedem Bioladen und von der Ölmühle Solling ☎ (05271) 9 66 66-0

https://www.oelmuehle-solling.de/

Ihre ersten Erfahrungen mit veg. Brotaufstrichen, Soßen, Suppen usw. können Sie beim Lebe Gesund-Versand sammeln ☎ 0800 1224000 https://www.lebegesund.de oder auch in jedem Bioladen.

Eiweißproblem

Tierprodukte wie Fleisch, Wurst, Käse, Eier, Fisch, Milch, Quark, Joghurt sollten Sie weitgehend meiden:

Tabelle 7.1: Eiweißarten

tierisch	**pflanzlich**
Schweinefleisch	Linsen
Rindfleisch	Erbsen
Kalbfleisch	Bohnen
Ziegenprodukte	Sojabohnen:
Wild	- rot (Azuki)
Geflügel	- grün (Mungbohnen)
Roter Fisch (Lachs)	- schwarz (Mungbohnen)
Weißer Fisch	- gelb (in Tofu, Sojamilch)
Meeresfrüchte	Nüsse
Kuhmilch (-produkte)	Samen
Ziegenmilch (-produkte)	Gemüse
Schafsmilch (-produkte)	Getreide
Ei	

- Kuhmilch bedingt Calcium-Schübe, ist für Schwangere nicht günstig, denn zu große Kinder bereiten bei der Geburt unnötige Schmerzen. Kuhmilch führt auch zu einer Schwächung des Immunsystems, so dass als Folge Heuschnupfen, Allergien und eine Schwächung der Schleimhäute und somit Verschleimung auftreten. Ferner treten auf: Otitis media, Angina tonsillaris, Bronchitis, Verklebung des Blutes (im Dunkelfeld als Geldrollenbildung sichtbar), Schädigung der Darmflora, Belastung der Atemwege und Lunge. Schmerzhafte Arthritis ist Folge von Kuhmilchgenuss.

- Quark: Inhalte wandern in die Herzkranzgefäße und lagern sich in den Gelenken ein.

- Camembert schädigt Pankreas, Leber, Galle (vor allem wenn er auch noch überbacken wird).

- Hartkäse wirkt ungünstig auf Prostata und Unterleib.

- Geflügel – vor allem Hühner- und Putenbrust – ist für den Verzehr besser geeignet als alles andere Fleisch.

- Eier sollte man möglichst gar keine essen, sie bilden Gärgase, führen zu einer Verklebung der Eierstöcke und Eileiter und zu Menstruationsproblemen.

- Muscheln sind stark mit Kadmium und sonstigen Schadstoffen belastet.

- Garnelen führen eine Harnsäurebelastung bzw. Gichtanfälle herbei. Garnelen, die aus Zucht und Nährbecken stammen, sind stark mit Antibiotika belastet.

- Krabben werden mit indiskutablen Methoden gefangen: Durch Absaugung des Meeresbodens wird dieser bleibend geschädigt.

- Tierprodukte sind stark eiweißhaltig, schwer verdaulich. So viel Eiweiß kann unser Körper nicht verwenden oder ausscheiden, diese Produkte bringen uns um. Durch Eiweißüberschüsse entstehen Eiweißspeicherkrankheiten wie Bluthochdruck,

Rheuma, Gicht, Bluteindickung, Tinnitus, Hörsturz, Arteriosklerose, Schlaganfall, Herzinfarkt, Parodontose, Fettstoffwechselstörung, Cholesterinerhöhung durch die vielen gesättigten Fettsäuren und nicht zuletzt Allergien, Hautkrankheiten, Autoimmunkrankheiten und die Zuckerkrankheit des Erwachsenen.

- Nierensteine entstehen durch eine stark eiweißhaltige Nahrung, die Harnsäure und vor allem der Calciumspiegel steigen an.
- Tierprodukte tragen zur Krebserkrankung wesentlich bei – durch den hohen Fett- und Cholesterinanteil.
- Das in vielen Käsesorten vorkommende Eiweiß ist oft für die Migräne verantwortlich. Viele fragen sich, woher sie dann ihr Calcium bekommen sollen. Die Antwort lautet: aus dem Rohgetreide und der Rohkost überhaupt.

Ernährungsumstellung in der Praxis

Legen Sie zweimal pro Jahr im Frühjahr und Herbst einen Fastenmonat fest, in dem Sie kein Tiereiweiß zu sich nehmen und essen Sie sonst das ganze Jahr über an einem Tag in der Woche keinerlei Tiereiweiß und an den übrigen Tagen nur bei einer Mahlzeit am Tag, allerdings niemals Säugetierfleisch, Kuhmilchprodukte oder Hühnereiprodukte, statt dessen etwas Geflügel, Ziegen- oder Schafskäse, und statt Ei verwenden Sie Eiersatz von der Firma Hammer aus dem Reformhaus.

Kleines Ölbrevier

Alle nativen Pflanzenöle werden nach dem kalten Pressen nur filtriert, nicht desodoriert. Deshalb bleiben Vitamine, essentielle Fettsäuren und Enzyme weitgehend erhalten.

Zu den einzelnen Ölen:

- **Leinöl** (Linum usitatissimum): Es ist reich an dreifach ungesättigten Fettsäuren, an Alpha-Linolen-Säure, bevorzugt geeignet zu Cholesterin-reduzierender Diät. Der Geschmack ist leicht bitter, die Haltbarkeit kurz (4–6 Wochen). Nicht erhitzen!
- **Sonnenblumenöl** (Helianthus annuus): Es ist reich an zweifach ungesättigten Fettsäuren, 6–9 Monate haltbar. Es ist sehr geeignet zum Ölkauen, Dünsten und für Rohkost, allerdings nicht zum Braten.
- **Hanföl** (Cannabis sativa): Es ist reich an zweifach ungesättigten Fettsäuren, enthält bis zu 2 % Gamma-Linolensäure und ist, wenn lichtgeschützt bis zu 9 Monaten haltbar. Nicht erhitzen, sondern nur für Rohkost verwenden; nussiger Geschmack, heuartiger Geruch.
- **Rapsöl** (Brassica napus): Es ist reich an einfach ungesättigten Fettsäuren, sein Geschmack nussig, lichtgeschützt ist es bis zu 1 Jahr haltbar. Geeignet für Dressings und zum Braten, auch für Mayonnaise und Marinade.
- **Distelöl** (Carthamus tinctorius): milder, neutraler Geschmack, hoher Gehalt an mehrfach ungesättigten Fettsäuren, bis 9 Monate haltbar. Es ist in der Diätküche gut einzusetzen, hilfreich bei Stoffwechselerkrankungen. In der kalten Küche verwenden, eventuell zum Dünsten, nicht zum Braten.
- **Olivenöl**: reich an einfach ungesättigten Fettsäuren, in der Diätküche gut einsetzbar (bei Fettstoffwechselstörungen). Lange Haltbarkeit (bis zwei Jahre). Nur für Rohkostsalate, nicht erhitzen.
- **Erdnussöl**: reich an einfach ungesättigten Fettsäuren, nur hochvorerhitzt gut zum Braten und Dünsten geeignet.
- **Weizenkeimöl**: Nahrungsergänzung, sehr reich an Vitamin E, ein Teelöffel am Tag ist empfehlenswert (enthält 12,5 mg Vitamin E).

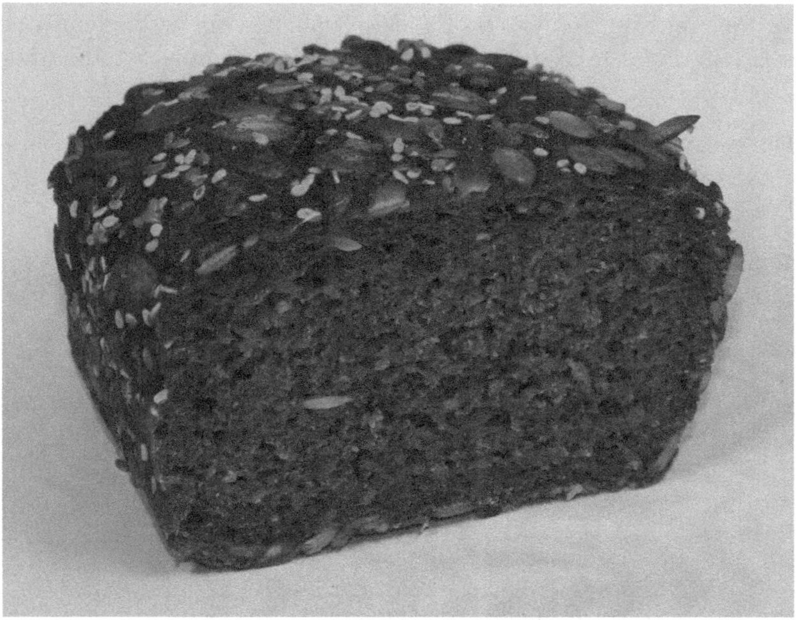

Abbildung 7.1: Quelle: Fritzs (Wikipedia) Essener Brot.

Ein wunderbares Brot, das nicht säuert, ist das Essener-Brot.

Das lebendige Vollkornbrot, gebacken nach einem Rezept der Essēner (Essäer):

Alle Bestandteile aus kontrolliert biologischem Anbei: Weizen, Roggen, Hafer, Dinkel, Hirse, Leinsaat, Sesam, Sonnenblumenkerne, Honig und Meersalz. 60 % des Getreides (Weizen 100 %) und der Zutaten werden belebt, d. h. in levitiertem Wasser zum Quellen gebracht. Nach ca. 12 Stunden, bevor der Keim sich zeigt, wird das Quellgut mit einer Flockenwalze gequetscht. Vom runden Korn soll der Keimling nur angeregt werden, dadurch enthält er mehr Vitamine und Enzyme. Das Essener-Brot wird mit Sauerteig und sehr wenig (ca. 1 Gramm) Hefeteig zubereitet. Ein Teil des Mahlgutes wird bei warmer Temperatur nur kurze Zeit angesäuert. Dadurch bildet sich dann überwiegend rechtsdrehende Milchsäure und keine Essigsäure. Das ist der Grund für den milden, gar nicht sauer ausgeprägten Geschmack dieses wunderbaren Brotes.

Vertrieb und Versand von Brot und Spezialitäten mit levitiertem Wasser, Yogi und Ayurvedischen Tees von Golden Temple, Strohmatratzen, Fachliteratur u.v.m.:

Horst Kroeger
Unterkatzbach 3
D-83561 Ramerberg

☎ (08039) 408770, Fax 408771
Mobil: (0172) 9096474

www.essener-brot.com

Sollte das Brot bei Ihnen nicht zu bekommen sein, lassen Sie es sich zuschicken!

Rezepte

Praxisnah, vegan, schnell, preiswert, wohlschmeckend:

Nussecken

Zutaten für ein kleines Backblech (ca. 24 Stück):

- 250 g sehr weiche Margarine
- 125 g Rohrzucker
- Salz
- 125 g gemahlene Haselnüsse
- 250 g Dinkelmehl
- Backpapier (kein Einfetten des Blechs)

Zubereitung:

1. Den Backofen auf 180 Grad vorheizen
2. Margarine mit Rohrzucker und einer Prise Salz cremig rühren, dann die Nüsse und das Mehl einrieseln lassen, 10 Minuten kräftig rühren (evtl. Küchenmaschine).

3. Den Kuchenteig etwa fingerdick auf das Backblech streichen und im Backofen (Mitte, Umluft 160 Grad) 15 Minuten goldbraun backen.

4. Noch heiß in kleine Dreiecke schneiden und abkühlen lassen. Tipp: Schneiden Sie den Kuchen gleich, sonst bricht er.

Varianten:

- Der Teig kann auch als Grundlage für einen Obstkuchen vom Blech dienen – er wird dann saftiger. Geeignet sind Boskop in Streifen, entsteinte Zwetschgen, Cranberries oder Preiselbeeren.
- Für Exotikecken 125 g Tropicmix (aus dem Reformhaus oder einem gut sortierten Supermarkt) mit einem schweren Messer fein hacken und statt der Nüsse unter den Teig mischen. Den Teig wie angegeben verarbeiten.

Tabelle 7.2: Vitaminverlust beim Kochprozess (nach F. Wilz)

Vitamin	**Verlust**
Thiamin	25 – 40%
Riboflavin	40 – 48%
Biotin	bis 72%
Panthothensäure	bis 44%
Folsäure	bis 97%
Inositol	bis 95%
Vitamin C	70 – 80%
Vitamin A	10 – 30%
Vitamin D2	gering
Vitamin E	50%
Vitamin B12	45 – 66%
Lecithin	vollständig

Basische (bzw. basenüberschüssige) Lebensmittel:

- Pellkartoffeln, Gemüse, Obst, Salat, Honig,
- Frischkost, Vollkornbrot,
- natursaure Nahrungsmittel wie: Weißkäse, Dickmilch, Joghurt, Milch (¼ l), rohes Sauerkraut, saure Gurken und saure Bohnen, Zitronen und säuerliches Obst erhöhen den Basenvorrat. Diese Nahrungsmittel enthalten organische Säuren, die zu Kohlensäure abgebaut und dann ausgeatmet werden. Zurück bleibt der Basenanteil.
- Ganz wichtig: Kastanien (-mehl, -brot).
- Von den Milchprodukten bitte nur ganz wenig verwenden.

Blutverdünnend wirken:

- Ananas, Ananassaft (von der Firma Eden),
- Apfel mit Schale, jede Frischkost (Nüsse, Samen, Getreide, Obst, Salate, Wasser),
- Ginseng, Vitamin B und C Präparate, Knoblauch, Bärlauch, Ginko-Präparate,
- Aderlässe (Blutspenden, wenn Sie sonst gesund sind),
- Borratschöl-Kapseln, Schwarzkümmelöl,
- Noni-Saft.

Das Wichtigste:

- täglich 1 ½ Liter Leitungswasser trinken, vor dem Genuss 20 Minuten köcheln.

Cholesterinsenkend wirken:

- Ginseng, Knoblauch, Bärlauch, Artischocken (auch Saft),
- Noni-Saft,
- Lebertran,
- Alen (biologisches Getreide-Algen-Pulver),

- Kanne-Brottrunk.

Ganz wichtig:

- 4 Äpfel pro Tag.

Biologische Arzneien:

- Vitamin C-Infusionen
- Sämtliche Sauerstofftherapien (Ozon, HOT)

Was Sie sonst noch wissen sollten:

- Trinken Sie weder Bohnenkaffee noch Schwarztee; es sind Gefäßgifte.
- Legen Sie einen Fasttag pro Woche ein, an dem Sie nichts zu sich nehmen außer **Basesuppe nach Dr. Rau**: Zucchini, Gartenbohnen und Sellerie 20 Min. schonend köcheln, Gemüsereste wegschütten und etwa 5 Tassen Sud pro Tag trinken.
- Tiefkühlkost gehört zur Frischkost, allerdings leidet das Vitamen E am meisten und nach 4 Monaten sind etwa 15 % der Vitalstoffe verloren gegangen, nach einem Jahr etwa 55 %.
- Wenn Sie Ihr Frischgemüse lagern wollen, dann bitte dunkel und kühl. Ein Salat, der drei Tage alt ist, hat 75 % der Vitalstoffe verloren.
- Wärmen Sie nie etwas auf, es muss alles frisch gekocht werden.
- Erhitzen Sie kalt geschlagene Öle nie, verwenden Sie diese bitte nur für Rohkostsalate. Zum Braten verwenden Sie nur Erdnussöl, denn dies ist immer vorerhitzt.
- Essen Sie nur dreimal pro Woche Brot, legen Sie stattdessen eine weitere Gemüsemahlzeit ein.
- Wenn Sie süße Nachspeisen zubereiten wollen, verwenden Sie statt Milch Sahne und Wasser. Bei Milch ist der Eiweißanteil zu hoch.

- Verwenden Sie statt Kochsalz (NaCl) Kräutersalz wegen des niedrigeren Krebsrisikos. Kochsalz wirkt schädlich auf die Kapillaren und die Sauerstoffversorgung. Gefäßerkrankungen und Krebs können Folgen vom stark erhöhten Kochsalzgenuss sein.
- Ein großes Übel sind auch die Transfettsäuren, „gehärtete“ oder „teilweise gehärtete“ Fette, welche in Kartoffelchips, Keksen, Croissants, Blätterteig und sonstigem Gebäck vorkommen. Es handelt sich um Sojaöl, Rapsöl oder Palmöl, welches so behandelt wird, dass es bei Raumtemperatur fest ist. Dadurch wird im Körper jede Entzündung gefördert. Vermeiden Sie sowohl Margarine – wie vorher beschrieben – als auch Produkte, die Transfettsäuren enthalten.

8 Sport und Bewegung an frischer Luft

Anstrengende Bewegung in frischer Luft wirkt stark durchblutungsfördernd, die Lymphe wird durchwalkt. Überschüsse von Tiereiweiß werden abgebaut, die Harnsäure und die Blutfettwerte werden gesenkt. Folglich wird das Gewebe besser mit Sauerstoff versorgt.

Durch Muskelarbeit in frischer Luft wird eine Entgiftung über die Ausscheidungsorgane erzielt, das aktive Schwitzen ist ein wesentlicher Aspekt hierbei. Durch die Ausscheidung der Schlackenstoffe über die Haut entsäuert der Körper, der Blutstrom und die Lymphe kommen besser in Fluss. Wo die Körpersäfte fließen, gibt es keinen Stau, keine Entzündung, keine Eindickung von Blut bzw. Lymphe und somit keine Gefäßverstopfung. Die meisten Krankheiten gehen mit einer Übersäuerung einher, dieser wirkt das aktive Schwitzen entgegen, welches bei anstrengender Bewegung in frischer Luft stets entsteht. Die Ausscheidung von Stoffwechselsäuren lässt unseren Urin dann wieder basisch werden, was unbedingt erstrebenswert ist.

Der Dyskrasie, der fehlerhaften Zusammensetzung der Körpersäfte, wirkt der Sport in frischer Luft entgegen, somit hilft dieser, viele chronische Krankheiten zu verhüten. Die körperliche Betätigung in frischer Luft wirkt der Stase, der Stagnation des Bewegungsapparates entgegen, sogar die Tätigkeit des Darmes wird angeregt, Blut und Lymphe fließen besser, der Nährstofftransport im Körper wird ebenso angekurbelt. Jeder Marsch von mehreren Stunden kann mit einer Blutwäsche verglichen werden. Somit wirkt der Sport in frischer Luft dem Herzinfarktrisiko, dem Schlaganfall und anderen Gefäßerkrankungen entgegen.

- Migräne und Tinnitus verschwinden meist ganz.

- Die Blutzuckerwerte bei Diabetikern sinken.
- Die erhöhten Entzündungswerte bei Autoimmunerkrankungen sinken.
- Das Tumorwachstum wird durch anstrengende Muskelarbeit gebremst. Durch Muskelarbeit in der frischen Luft wird die rechtsdrehende Milchsäure produziert, diese aktiviert die Zellatmung enorm, dem Wachstum von Krebszellen wird massiv entgegengewirkt. In der USA beweisen Studien, dass das Krebsrisiko durch Sport in der frischen Luft sinkt.
- Jede Autoimmunerkrankung wird durch den Aufenthalt an der frischen Luft günstig beeinflußt. Spaziergänge im Wald lassen die NK Zellen (natürliche Killerzellen) ansteigen, Angst und Depressionen, was bei den Autoimmunerkrankungen sehr häufig vorkommt, werden stark gebessert.

9 Die Bachblütentherapie

Bachblüten sind sowohl zur Vorbeugung als auch zur Behandlung von Krankheiten geeignet. Die Bachblütentherapie geht auf Dr. Bach zurück, der von 1886–1936 lebte. Es ist eine sehr milde, nebenwirkungsfreie Behandlung. Sie erfasst psychische und körperlich Störungen, welche meist, besonders in den Wechseljahren, zusammenhängen. Dr. Bach erkannte, dass körperliche Symptome ihre Wurzeln stets in psychischen Störungen haben; die körperliche Erkrankung ist nur Folge von seelischen Verletzungen.

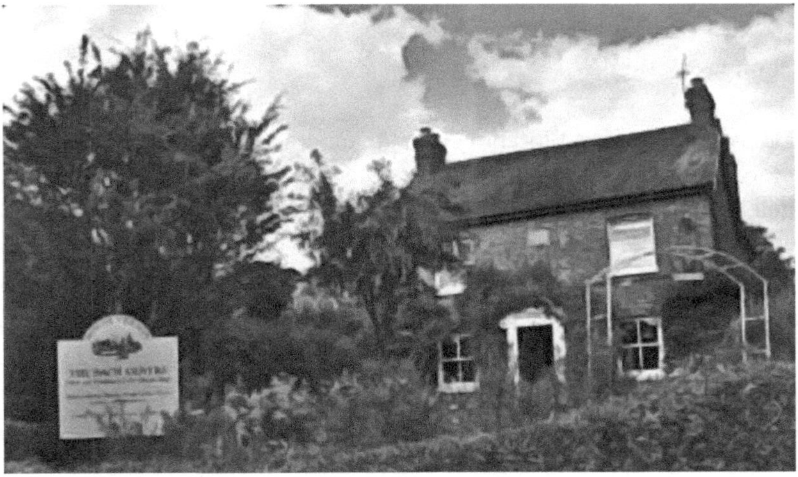

© Wikipedia. Haus von Dr. Edward Bach in Sotwell, England (in der Nähe von Oxford).

Es gibt 38 Bach-Mittel (s. Anhang S. 136), jedes passt auf bestimmte psychische Merkmale, auf individuelle Charaktereigenschaften. Die körperlichen Beschwerden sind nur Folgezustände. 36 Bach-Mittel werden aus Blüten hergestellt, deshalb spricht man allgemein von Bachblüten, 2 Mittel werden nicht aus Blüten, sondern von Knospen und einem Wasser aus einer Heilquelle hergestellt. Es handelt sich um Chestnut Bud und Rock Water.

Die Bachblütentherapie lässt sich sehr gut mit anderen Naturheilverfahren, auch mit der Homöopathie, kombinieren. Als alleinige Behandlungsmethode ist die Bachblütentherapie besonders zur Vorbeugung von Krankheiten geeignet.

Bei den Autoimmunerkrankungen empfiehlt es sich, neben der miasmatischen Homöopathie auch Bachblüten einzusetzen.

Herstellung

Die Herstellung der Bachblüten erfolgt nach 2 Verfahren, einmal nach der Sonnen-Methode, zum anderen nach der Koch-Methode.

Sonnen-Methode

Die voll entfalteten Blüten werden an einem sonnigen Tag vor 9 Uhr morgens gepflückt und in eine mit Quellwasser gefüllte Glasschüssel gelegt. Nach ca. 3 Stunden Sonneneinwirkung werden die Blüten entfernt, das Wasser in der Schüssel wird mit der gleichen Menge 40%-igem Alkohol konserviert. Später wird diese Mischung im Verhältnis 1:240 verdünnt.

Diese Verdünnung ist dann in den Apotheken als Stock Bottle erhältlich.

Koch-Methode

Blüten, die nicht nach der Sonnen-Methode hergestellt werden, werden ebenfalls vor 9 Uhr an einem sonnigen Tag gepflückt. Ein emaillierter Topf wird mit diesen zu ¾ gefüllt und mit 1 ltr. Quellwasser übergossen. Danach lässt man diese Zubereitung ½ Stunde sieden. Nach Abkühlung und Filtration wird diese im Verhältnis 1:1 mit 40 %-igem Alkohol versetzt und nochmals im Verhältnis 1:240 verdünnt.

Die Einnahme der Bachblüten erfolgt durch die Direkt-Einnahme oder durch Vermengen mit Wasser in einem Glas und schluckweisem Trinken. In den meisten Fällen aber werden verdünnte Mischungen (in einem Einnahmefläschchen) angewandt.

Direkt-Einnahme: die Mittel werden direkt aus der Stock Bottle tropfenweise auf die Zunge gegeben. Meist reicht 1 Tropfen 2x/Tag aus, in Notsituationen kann man bis zur Besserung 1 Tropfen jede Stunde geben, danach seltener.

Wasserglasmethode: man gibt meist 2 Tropfen auf ein Glas Wasser (Quellwasser oder abgekühltes, abgekochtes Wasser), danach trinkt man dieses Glas schluckweise aus, indem man die Lösung möglichst lange im Mund behält. Es werden zu Beginn etwa halbstündlich ein Schluck getrunken, später seltener, über den Tag verteilt, bis das Glas geleert ist.

Einnahme-Fläschchen: man kauft in der Apotheke 30 ml Fläschchen mit Pipette. Man gibt auf 10 ml abgekochtes Wasser (oder Quellwasser) je 1 Tropfen der entsprechend ausgesuchten Bach-Blüten aus der Stock Bottle. Das Fläschchen wird zu ⅔ mit Wasser gefüllt, das letzte Drittel wird mit Schnaps, oder bei Alkoholunverträglichkeit mit Apfelessig, aufgefüllt.

Das dient der Haltbarmachung. Aus diesem Einnahme-Fläschchen werden täglich meist 3–4x 4 Tropfen eingenommen oder auf das zu beeinflussende Chakra eingerieben. Die Dosis variiert je nach Beschwerdebild und Konstitution. Wenn die Bachblüten eingerieben und über die Haut vom Körper aufgenommen wurden, waren die Erfolge in meiner Praxis am besten.

Rescue Tropfen: beim sogenannten Notfallmittel wird anders dosiert. Man gibt in kritischen Situationen 2–3x alle 10 Min 2 Tropfen direkt auf die Zunge oder die Unterlippe, bei Bedarf stündlich weiterhin. Auf die schmerzenden Stellen empfiehlt es sich die Tropfen einzureiben. Im Notfallmittel (Rescue Tropfen), von Dr. Bach selbst zusammengestellt, ist Rock Rose, Star of Bethlehem, Impatiens, Clematis und Cherry Plum enthalten. Es hilft Krebspatienten bei Angst, Aufregung, schlimmer Nachricht, Schock, Ohnmacht, Herzrhythmusstörungen etc.

Und nun zu den einzelnen Blüten, die bei schweren Erkrankungen, bei Angst und Schmerzen helfen.

- **Mimulus** – gefleckte Gauklerblume – diese Blüte hilft Menschen in Angstsituationen, wenn sie sagen können, wovor sie Angst haben, z. B. vor dem Gespräch mit dem Arzt, vor dem Leiden, welches die Krankheit mit sich bringt, vor dem Sterben etc. Wenn diese Menschen die Blüte Mimulus bekommen, werden sie ruhiger und gelassener.

- **Aspen** – Zitterpappel – auch dies ist eine sogenannte Angstblüte und ist für Menschen geeignet, welche unter allgemeiner, oftmals unerklärlicher Angst leiden. Sie können ihre Angst oft nicht benennen, es besteht kein konkreter Anlass. Allgemeine Zukunftsangst ist oft das Thema. Aspen wirkt diesem Gefühl der Unsicherheit entgegen, die Menschen werden sicherer. Ich habe diese beiden Mittel bei Krebspatienten oftmals kombiniert und sehr gute Erfolge gehabt.

- **Rock Rose** – gelbes Sonnenröschen – hilft Panikattacken oder panikartige Zustände überwinden. Menschen, die durch schlimme Nachrichten oder unangenehme Erlebnisse oder z. B. in einer Prüfungssituation in Panik geraten, total ausrasten und durchdrehen, wieder einen klaren Kopf zu bekommen. Rock Rose gehört zu den Angstblüten und wird eingesetzt, wenn die anderen Blüten wie Aspen und Mimulus nicht passend sind, weil der Zustand zu heftig, zu panikartig ist. In einem solchen Fall ist oft Rock Rose das Typenmittel und bringt Erleichterung. Bach hat selbst Rock Rose als Notfall-Mittel eingesetzt, bevor er es mit anderen Blüten im Laufe seines Lebens kombinierte. Heute sind in den Notfalltropfen (Rescue Remedy) 5 Blüten beinhaltet (Cherry Plum, Clematis, Impatiens, Star of Bethlehem und Rock Rose).

Wenn nun panikartige Zustände immer wiederkehren oder über einen längeren Zeitraum anhalten, dann reagiert der Patient oft mit hohem Blutdruck und weiteren körperlichen Symptomen. In diesen Fällen hilft Rock Rose. Ich habe es über Jahrzehnte mit bestem Erfolg eingesetzt.

- **Cherry Plum** – die Kirschpflaume – diese ist für Patienten geeignet, die unter großem seelischen Druck stehen, die stets kurz vor dem Durchdrehen sind. Diese haben das Gefühl, jeden Augenblick zu explodieren, die Kontrolle über sich zu verlieren. Solche Personen müssen lernen, loszulassen. Wenn ein Mensch emotional immer unter Druck steht, bekommt er oft einen hohen Blutdruck, manchmal kommt es dabei sogar zu Blutdruckkrisen und drohendem Schlaganfall. Wenn derart veranlagte Menschen mit der Bachblüte Cherry Plum behandelt werden, werden sie wieder gelassener, ihr Gefäßsystem steht nicht mehr unter einem solch hohen Druck. Diese Blüte hilft den Krebspatienten, wenn sie unter panikartiger Angst leiden und kurz vor dem Durchdrehen sind.

- **Olive** – Olivenbaum – ist für Menschen geeignet, die an psychischer und körperlicher Erschöpfung leiden, meist an beiden. Bei allen Schwächezuständen wird es eingesetzt und hilft prompt. Natürlich muss sich der Mensch auch die nötigen Ruhepausen gönnen. Bei Herzschwäche, worüber die Krebspatienten oftmals klagten, ließ ich die Tropfen über der Herzgegend einreiben, meist 4 x 4 Tropfen vom Einnahmefläschchen oder bei Bedarf 1 Tropfen pur aus der Stock Bottle.

- **Agrimony** – Odermenning – auch diese Blüte wird gerade bei der Krebskrankheit oftmals gebraucht. Es hilft Menschen, die diese schlimme Diagnose nicht wahrhaben wollen, die sie zu verdrängen versuchen. Die Patienten werden mutiger, sie stellen sich den Konflikten. Es hilft auch bei Schmerzzuständen, der bekannte Bachblütentherapeut Götz Blome rät diese Essenz zusammen mit den Notfalltropfen zu mischen und bei Schmerzen einzusetzen.

- **Larch** – Lärche – diese Blüte ist gut für Menschen, die unter mangelndem Selbstvertrauen, Minderwertigkeitsgefühlen leiden. Die Diagnose Krebs erhöht bei ihnen den Mangel an Selbstvertrauen. Wenn die Patienten diese Blüte bekommen, werden sie selbstsicherer und können ihre Krankheit besser verkraften.

- **Willow** – Weide – diese Blüte ist für Menschen geeignet, welche mit dem Schicksal hadern. Sie sind verbittert. Sie glauben, dass sie dieses Schicksal keinesfalls verdient haben. Willow macht die Menschen gelassener und versöhnlicher, sie nehmen ihr Schicksal besser an.
- **Mustard** – Wilder Senf – hilft Menschen, die in eine Depression verfallen, sehr schwermütig sind, meist von Natur aus. Sie haben an nichts mehr Freude. Mustard baut den Pessimismus ab, die depressive Gemütslage schwindet mit der Zeit, die Menschen können sich langsam wieder freuen. Es empfiehlt sich manchmal Mustard mit Star of Bethlehem – Doldiger Milchstern – zu kombinieren, wenn die Patienten z. B. von der Nachricht über die schwere Erkrankung Schaden genommen haben und seitdem ein Trauma haben.
- Die Bachblüte **Oak** brachte meinen Patienten öfters große Hilfe, wenn diese oft sinnlos, verbissen gegen ihre Krankheit ankämpften, besonders, wenn die körperlichen Kräfte schon stark zurückgegangen waren. Die Sturheit, Unnachgiebigkeit, manchmal sogar Verbissenheit wird positiv beeinflusst, die Menschen werden viel entspannter, auch der Todeskampf wird erleichtert.

10 Erfolgreiche Schmerzbekämpfung ohne Nebenwirkungen

Man kann Schmerzen auch biologisch bestens bekämpfen, z. B. mit der Arznei Serpalgin der Firma Horvi.

Diese Firma hat noch ein weiteres Präparat gegen Schmerzen, es ist Bufomarin mite und forte. Beide Arzneien sind Enzyme, Bufomarin mite/forte ist aus Bufo marinus hergestellt, Serpalgin ist ein Enzym-Wirkkomplex aus dem Tiergift der Schlangen Vipera ammodytes, Lachesis muta und Naja tripudians.

Bufomarin mite und Bufomarin forte liegen in Tropfenform vor. Es werden 5x täglich 8–10 Tropfen eingenommen. Es wirkt hervorragend gegen Tumorschmerzen.

Serpalgin liegt in Tropfenform und in Ampullen vor, auch als Salbe ist es erhältlich. Bei starken Schmerzen spritzt man täglich 2 Ampullen Serpalgin i.m., bei den Tropfen gibt man täglich 5x 8–10 Tropfen, je nach Beschwerdebild und Konstitution des Patienten. Serpalgin Salbe kann nach Bedarf eingerieben werden. Ich habe mit den Horvi Arzneien sehr gute Erfahrungen gemacht. Viele Patienten konnten im Laufe der Zeit starke Analgetika, wie z. B. Tramal oder Valoron-N, wieder weglassen.

Ganz hervorragende Arzneien, die die Schmerzen teilweise ganz wegnehmen, findet man in der **Homöopathie**:

Phytolacca – die Kermesbeere – vorne beschrieben, ist sehr gut für Schmerzen geeignet, welche stechend sind, oftmals gehen die Stiche durch den ganzen Körper. Phytolacca eignet sich sehr gut für Neuritiden. Die Schmerzen schießen ein und sind lancierend.

Sehr gut ist auch die Verdünnung von Phytolacca im Verhältnis 1:4, diese Tinktur wird eingerieben. Der Erfolg tritt schnell ein.

Arsenicum album – bei Arsen brennt der Schmerz wie Feuer, der Schmerz kommt oft periodisch, nachts erreichen die Beschwerden ihren Höhepunkt.

Cedron – einschießende, lancierende Schmerzen, Periodizität ist das Kennzeichen.

Radium bromatum – schwere anhaltende Schmerzen im ganzen Körper, Brennen der Haut. Hilfreich bei Radiumverbrennungen, über Frankreich zu beziehen.

Passiflora incarnata – heftige Schmerzen, verbunden mit Krämpfen, oft handelt es sich um Nervenschmerzen, diese Arznei wirkt sehr beruhigend, hilft beim Einschlafen.

Petasites officinalis – Pestwurz – bei Schmerzen in den Harnwegen und bei Pylorusschmerzen besonders geeignet, aber auch allgemein bei Schmerzen einsetzbar. Damit habe ich oft gute Erfahrung gemacht.

Große Hilfe bringt auch das Anlegen eines Cantharidenpflasters. Dieses wird über oder neben der schmerzenden Stelle aufgelegt, je nachdem ob man eine Schmerzaus- oder -ableitung erzielen möchte. Stärkste Schmerzen, in der Tiefe sitzend, bohrend, klopfend verschwinden oft nach 1 Tag.

Der Baunscheidtismus hilft bei mehr oberflächlichen Schmerzen, bei Neuritiden.

Von den Bachblüten ist auch Hilfe zu erwarten, vor allem ist dies eine äußerst milde Therapie, welche über Monate ihren Einsatz finden kann, wenn die Schmerzen nicht allzu stark sind als alleinige Therapie, ansonsten natürlich zusätzlich.

Es werden z. B. 5 ml Rescue Tropfen und 1 ml Agrimony in einem Fläschchen mit Pipette oder Tropfeinsatz gemischt, man kann stündlich 4 Tropfen auf die Zunge geben, bei Bedarf auch öfter.

Dieser Rat stammt von Dr. Blome, der mich unterrichtete.

11 Ausleitung von Giftstoffen durch Aschner-Verfahren

Dieses Kapitel ist ein sehr wichtiges in diesem Buch.

Die Aschner-Verfahren dienen der Giftausleitung. Es handelt sich um Aus- bzw. Ableitungsmethoden. Zu ihnen gehören das Schröpfen (altägyptisch), der Aderlass (Urmedizin), die Blutegeltherapie, aus dem Mittelalter stammend, der Baunscheidtismus, welcher bis ins 19. Jahrhundert reicht, das Purgieren und das Brechverfahren.

Diese Verfahren wirken der Dyskrasie, der „fehlerhaften Zusammensetzung des Blutes" entgegen. Viele Zivilisationskrankheiten haben darin ihren Ursprung. Diabetes mellitus, Hypertonie, Rheuma, Gicht und weitere Krankheiten wie Akne, Rosacea, Neurodermitis und Psoriasis vulgaris sind Folgen von Dyskrasie. Sämtliche Aschner-Verfahren dienen der Normalisierung des ph-Wertes durch Giftausscheidung. Stoffwechselsäuren werden wieder ausgeschieden und dadurch wird der Übersäuerung des Gewebes entgegengewirkt. Auf diese Weise wirken alle Aschner-Verfahren durchblutungsfördernd, Blut und Lymphe fließen besser.

Wo Fluss ist, wird Stau, Entzündung und Bluteindickung vermieden. Gefäßerkrankungen jeder Art verschwinden. Und, da die Säure die „Mutter des Schmerzes" ist (Johann Abele), lösen sich Schmerzen oft direkt nach der Behandlung auf.

Der Entwicklung von Autoimmunerkrankungen wird entgegengewirkt. Alle Aschner-Verfahren diesen der besseren Versorgung des Gewebes mit Sauerstoff und lassen jede Entzündung verschwinden. Sie sind eine gute Ergänzung zur homöopathischen Behandlung.

Wenn es um Schmerzen geht, ist an erster Stelle die Cantharidenbehandlung zu nennen, dann die Blutegeltherapie, das Anlegen einer Fontanelle und weitere Behandlungen wie Baunscheidtismus und Schröpfen. Sogar der Aderlass wirkt krampf- und schmerzlösend.

Und nun zu den einzelnen Anwendungen:

Der Aderlass

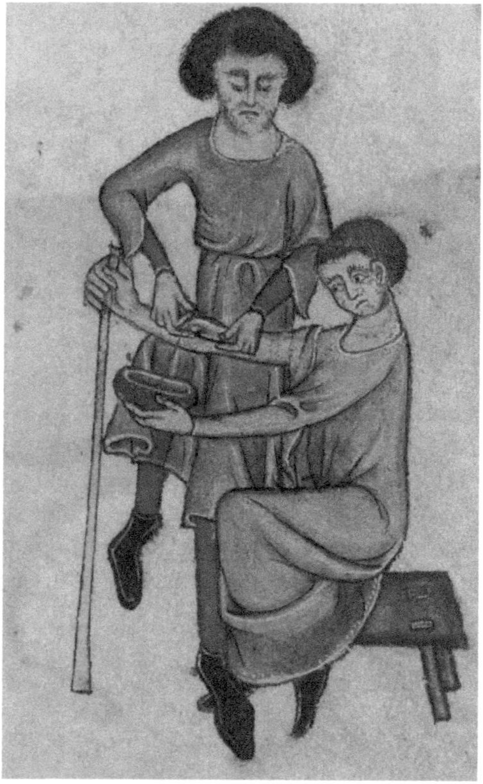

Aderlass. England, 14. Jahrhundert. Miniatur aus dem Luttrell-Psalter. London Britisches Museum Add. Ms. 42130

Der Aderlass ist eine der ältesten Behandlungsmöglichkeiten überhaupt. Als Vorsorge von Gefäßerkrankungen ist er eine sehr gute

Medizin. Man kann diesen an verschiedenen Körperstellen anlegen, z. B. an den Beinvenen bei Stau, Entzündung oder Thrombose der unteren Extremität, in der Kniekehle bzw. in den Armvenen, welche die meist bevorzugte Stelle ist. Vorbeugend gegen Herzinfarkt, Schlaganfall, Thrombose und Durchblutungsstörungen jeglicher Art wird er eingesetzt und wirkt ausgezeichnet. Aderlass bedeutet Eiweißverlust; er wirkt der Überfüllung der Eiweißspeicher entgegen; die Gerinnungsfaktoren im Blut, welche Eiweißkörper sind, kehren zur Norm zurück, der Aderlass wirkt somit dem Schlaganfall entgegen.

Blut und Lymphe werden flüssiger, Stau, Entzündung und Bluteindickung verschwinden. Die Geldrollenbildung der Erythrozyten, welche in der Dunkelfeldmikroskopie zum Ausdruck kommt, auch die Filite und Mucor-Symplasten (Eiweißanhäufungen), welche bei zähflüssigem Blut zu sehen sind, lösen sich auf. Es wird somit der Übersäuerung des Gewebes entgegengewirkt. Schlackenstoffe werden ausgeleitet. Die erhöhten Blutfettwerte kehren zur Normalität zurück, Blutzuckerwerte ebenso, es wird dadurch der Arteriosklerose vorgebeugt. Weiterhin wirkt der Aderlass fiebersenkend, krampflösend und schmerzlindernd.

Die Menge und Häufigkeit der Blutentziehung richtet sich nach dem Krankheitsbild und der Konstitution des Patienten. Bei akuten Erkrankungen, hohem Fieber kann z. B. eine Menge von 300 ml oder mehr entnommen werden, wenn es sich um einen vollblütigen Patienten mit guter Konstitution handelt. Man kann den Aderlass dann nach 1–2 Tagen nochmals wiederholen, je nach Erkrankung und Konstitution des einzelnen.

Als Schlaganfallprophylaxe empfehle ich den Aderlass 1x wöchentlich, 6 Wochen lang hintereinander, vorzunehmen, später 1x/Monat, einige Male, dann seltener. Die Menge Blut sollte 60–150 ml betragen.

Als Vorsorge bei Herzinfarkt, Claudicatio intermittens und Arteriosklerose allgemein wird ähnlich vorgegangen.

Blutegeltherapie

Die Blutegeltherapie (siehe auch Anhang ab Seite 121) ist eine Behandlungsmethode, welche bei Herz-Kreislaufstörungen, Hörsturz, Tinnitus, Krampfadern, Hypertonie, dickem Blut allgemein und bei Arteriosklerose der großen Gefäße, z. B. bei Claudicatio intermittens Einsatz findet. Die Wirkung der Blutegel beruht einerseits auf der Blutentziehung, die dem Aderlass gleicht, aber gleichzeitig sondert das Tier ein Sekret ab, welches sehr viele Bestandteile enthält, die allerdings längst nicht alle identifiziert sind.

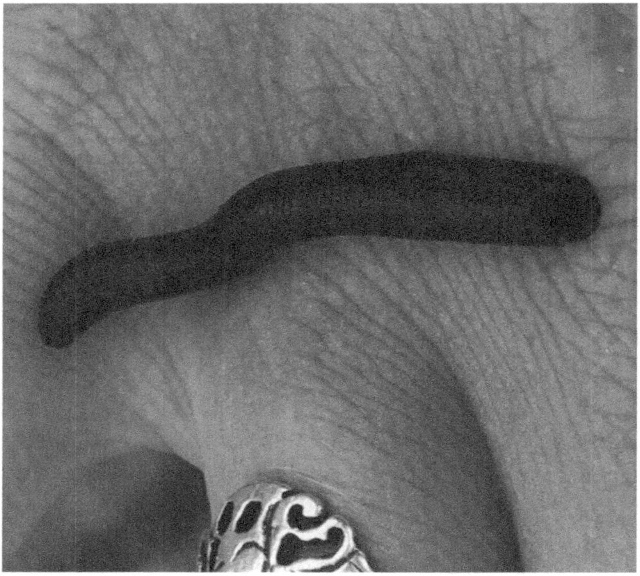

© (Wikipedia) Karl Ragnar Gjertsen. Am Fingergrundgelenk angesetzter Blutegel.

Und nun zur Praxis der Blutegeltherapie: Je nach Konstitution werden dem Patient 2–8 Blutegel angesetzt, dies richtet sich auch nach der Erkrankung. Die Haut des Patienten wird vorher natürlich gereinigt, und zwar mit Wasser, aber ohne Seife. Auch keine anderen Duftstoffe dürfen verwendet werden. Dies soll in ruhiger, abgedunkelter Umgebung geschehen. Die Tiere saugen sich mit Blut voll – 1 Blutegel entzieht 5–10 ml Blut – die Tiere fallen erst nach 30–90 Minuten ab. Beim Saugen geben die Blutegel viele heilende Stoffe

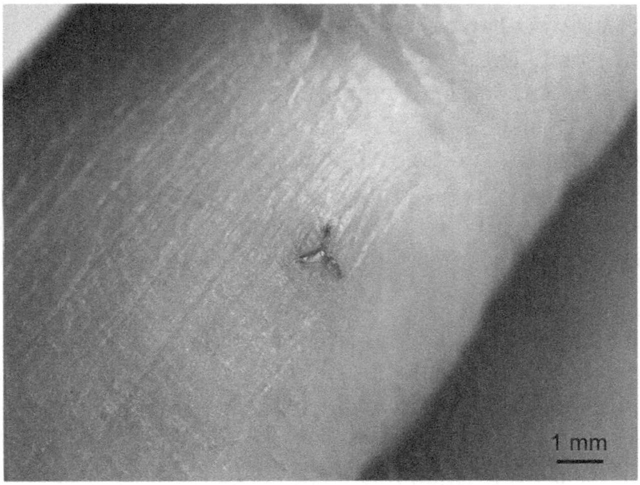

© (Wikipedia) Christian Fischer. Bisswunde eines (mittelgroßen) Medizinischen Blutegels (Hirudo medicinalis) an einem menschlichen Finger – mehrere Stunden nach dem Biss.

ab. Einige sind schon identifiziert, das bedeutendste ist das Hirudin, ein Protein, welches gerinnungshemmend wirkt. Weitere Stoffe sind das Eglin, die Hyaluronidase, die Apyrase und Kollagenase, um nur einige zu nennen.

Die meisten sind, wie gesagt, noch nicht identifiziert. Die Blutegeltherapie wirkt gerinnungshemmend, lymphstrombeschleunigend, antithrombotisch, krampflösend, schmerzlindernd und allgemein immunisierend. Wenn die Tierchen sich dann vollgesaugt haben und nach 30–90 Minuten abgefallen sind, bluten die Bisswunden noch einige Stunden nach, diese Blutung ist sehr wichtig und sollte keinesfalls gestoppt werden. Dieser Prozess kann 12 Stunden und länger dauern. Sollte die Blutung einmal doch zu heftig werden oder nach etwa 12 Stunden noch fortdauern, dann bekommt der Patient 2 Globuli Phosphorus D30, 2x im Abstand von 2 Stunden, zusätzlich Trillium D30, ebenso 2 Globuli 2x im Abstand von 2 Stunden. Man kann auch Clauden-Watte oder Flint-Spray einsetzen. Auf die blutenden Stellen werden Saugkompressen gegeben. An der Bissstelle kann eine Rötung zurück bleiben, diese verschwindet mit Notakehl D3 Salbe, Rescue oder Traumeel Salbe. Auch Einreibung mit Eigenurin hilft und bei Juckreiz Fenistil Gel. An welchen Stellen werden die Tierchen angesetzt? Drohen beim Patient Durchblutungsstörungen im Kopfbereich, besteht eine Neigung zu Schlaganfall, dann bevorzugt man die HWS, 4–6 Blutegel werden zunächst 1x/Monat angesetzt. Die Menge der Tiere und die Abstände richten sich nach der Konstitution des Patienten. Bei Neigung zu Hörsturz ist die Vorzugsstelle das Mastoid. 1 Egel wird direkt über dem Mastoid angesetzt, der 2. etwa 3 cm unterhalb dieser Stelle, anfangs alle 14 Tage, später 1x/Monat.

Bei Venenleiden setzt man die Tiere neben der gefährdeten Stelle an, entlang der Vene, 4–6 Tiere bei einer Entzündung, bei Neigung zur Thrombose nur 3–4 Egel, etwa alle 6 Wochen.

Handelt es sich um eine Hypertonie werden meist 4 Egel alle 2–3 Wochen im Nacken angesetzt, zunächst 3x, im späteren Verlauf alle 6 Wochen, auch insgesamt 3x, später im weiteren Verlauf je nach Entwicklung seltener.

Die Diagnose Arteriosklerose der Hirngefäße erfordert 4 Blutegel (je nach Konstitution evtl. 6 Stück) im Nacken alle 3 Wochen über 2–3 Monate, später je nach Verlauf seltener.

Auch bei Morbus Menière helfen Blutegel vorsorglich, 1–2 Blutegel werden über dem Mastoid gesetzt, beidseits im Wechsel, 2–3x/Woche, 2 Wochen lang, dann seltener, je nach Konstitution. Das Mastoid ist eine stark durchblutete Körperstelle, bei starkem Nachbluten gibt man dem Patient 2 Globuli Phosphorus D30, bzw. 2 Globuli Trillium pend D30, manchmal auch beides im Abstand von 10 Minuten, falls nötig. Auch Flint-Spray oder 1 Tropfen Propolis stoppen die Blutung.

Bei Arteriosklerose der großen Gefäße, z. B. bei der Diagnose Claudicatio intermittens, wählt man die Leiste für die Blutegel aus.

Besteht eine Thrombozythämie empfiehlt es sich 2–4 Blutegel 2x/Woche, 2 Wochen lang, später seltener, aufs Kreuzbein zu setzen. Diese Stelle ist ein ganz zentraler Ort, für viele Diagnosen geeignet, auch bei starken Wechseljahrbeschwerden ist diese Stelle sehr günstig.

Cantharidenbehandlung

Eine weitere Aschner-Ausleitungsmethode ist die Cantharidenbehandlung (siehe auch Anhang ab Seite 122).

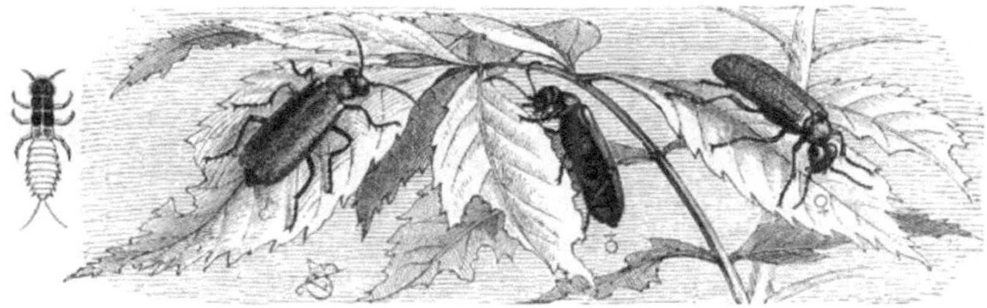

Aus Brehms Tierleben (1887): Spanische Fliege (Lytta vesicatoria)

Hierbei handelt es sich um den „weißen Aderlass", wie man häufig sagt. Durch die Cantharidenbehandlung kommt es zur Anregung des Lymphstroms, es kommt zur Mehrdurchblutung im Gebiet, wo das Pflaster angelegt wird. Es erfolgt eine Tiefendrainage, Schmerzen in der Tiefe sitzend, bohrend, klopfend sind oft nach der Cantharidenbehandlung für immer verschwunden. Auch hier gilt wieder: „Die Säure ist die Mutter des Schmerzes", denn es erfolgt durch diese Therapie eine Entsäuerung. Selbstheilungskräfte werden mobilisiert, Stoffwechselvorgänge werden verbessert. Das Cantharidenpflaster wird über, neben oder unterhalb der schmerzenden, bzw. zu behandelnden Stelle angelegt. Es handelt sich um eine Aus- bzw. Ableitung der Gifte. Will man einen Hörsturz verhindern, dann legt man das Pflaster am Mastoid an. Wenn die Hirndurchblutung verbessert werden soll, wählt man die Stelle rechts und links neben der HWS. Wie alle Aschner-Verfahren hat auch diese Anwendung Wirkung auf die Dyskrasie und baut damit Durchblutungsstörungen jeglicher Art vor.

Und nun zur Durchführung der Behandlung:

Die Salbe (s. Rezept S. 122) wird über oder neben dem Schmerzgebiet hauchdünn (ca. 1 mm) aufgetragen, morgens, damit die schmerzende Phase nicht in die Nacht fällt. Die Haare müssen an dieser Stelle abrasiert werden. Nach 4–5 Stunden beginnt die Haut unterhalb der Salbe zu brennen, dieser Brennschmerz besteht dann einige Stunden. Auf die Salbe wird ein Stück durchsichtige Haushaltsfolie gelegt, darüber Zemuko. Das Zemuko wird mit Heftpflaster fixiert. An der Stelle, wo die Salbe aufgetragen wurde, entsteht eine Brandblase, fast immer mit klarer Flüssigkeit gefüllt. Es handelt sich dabei um Lymphe. In seltenen Fällen ist die Flüssigkeit eingedickt, geliert, dies ist ein Zeichen von starker Übersäuerung. Die Lymphe wird durch Eröffnen der Blase am unteren Pol nach 12–20 Stunden abgelassen, bei Eindickung ganz vorsichtig mit einem Spatel abgetragen. Danach wird ein Salbenverband an dieser Stelle angelegt. Ich habe meist Wund- und Heilsalbe CM zur Anwendung gebracht. Dieser Salbenverband wird einige Male erneuert, nach 5 Tagen hat sich eine neue Haut gebildet. Ein weiteres Pflaster kann nach ca. 4 Wochen an dieser Stelle angelegt werden.

Weitere Aschner-Verfahren sind das blutige und unblutige Schröpfen, der Baunscheidtismus und das Setzen einer Fontanelle.

Schröpfen

Eine weitere Ausleitungsmethode ist das Schröpfen (siehe auch Anhang Seite 121).

Beim blutigen Schröpfen verwendet man ein Hämostilett, damit werden durch Einstiche in die Haut Hautpartien über dem Schmerzorgan geöffnet, dann werden die Schröpfgläser über den Einstichen aufgesetzt, die Schröpfgläser füllen sich zu ¼–⅓ mit Blut, welches über den geöffneten Hautpartien austritt. Das Immunsystem wird angeregt. Der Reiz ist enorm.

Beim Trockenschröpfen werden die Schröpfgläser erhitzt und über der schmerzenden stelle oder über der speziellen Reflexzone, die dem inneren Organ zugeordnet ist, aufgesetzt. Auch hierbei ist die Wirkung auf das Immunsystem enorm.

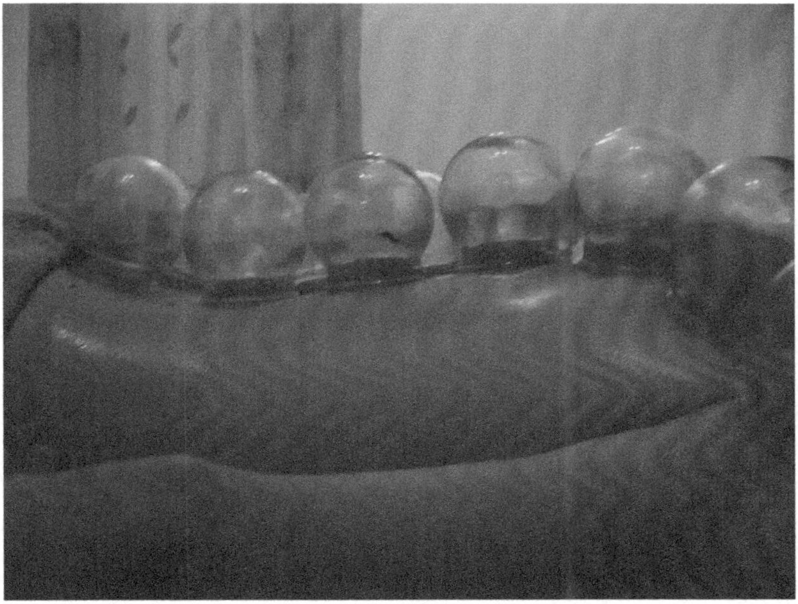

© Wikipedia: quatro.sinko. Schröpfen

Der Baunscheidtismus

Die Baunscheidt-Therapie wurde 1840 erfunden. Ein Lehrer, Carl Baunscheidt, litt an therapieresistenten rheumatischen Schmerzen in der Hand. Er wurde eines Tages beim Öffnen eines Fenster von Mücken in die kranke Hand gestochen, danach verschwanden seine Schmerzen für immer. Es wurde daraufhin ein Nadelungsgerät (Vitralisator) entwickelt, auch „Lebenswecker" genannt. Damit werden Stichelungen in die Haut vorgenommen. Anschließend wird die Haut mit einem Öl eingerieben, heute mit Nelken- bzw. Wacholderöl, da Crotonöl verboten ist (krebsfördernd). An den gestichelten Stellen entstehen Eiterungen, welche mit Baunscheidt-Watte abgedeckt werden. Man kann aber auch normale Watte nehmen. Wenn die Pusteln abgetrocknet sind, wird die Watte entfernt. Ich hatte sehr gute Erfolge bei allen Schmerzzuständen, bei M. Menière, Schwindel jeder Art, Migräne und Hypotonie. Bei den letztgenannten Erkrankungen erfolgt die Stichelung im Nacken.

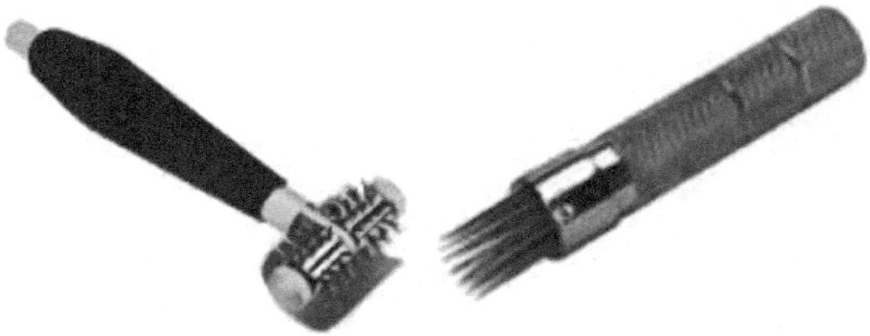

„Lebenswecker" nach Baunscheidt (Baunscheidttherapie)

Auf das Setzen einer Fontanelle möchte ich hier nicht weiter eingehen, da dies heute fast nicht mehr vorgenommen wird. Bei therapieresistenten Schmerzen rheumatischer Art bringt eine Fontanelle sofortige Erleichterung. Dies wird allerdings nur noch vorgenommen, wenn ein Patient aus gesundheitlichen Gründen nicht mehr operiert werden kann oder wenn dieser die Operation aus Glaubensgründen ablehnt.

Abschließend möchte ich sagen, dass die Aus- und Ableitung von Giftstoffen das Wichtigste ist, um gesund zu bleiben und gesund zu werden. Wenn man mit dem ganzheitlichen Denken nicht vertraut ist, fällt es einem schwer, einzusehen, dass z. B. ein offenes Bein, ein Ulcus cruris, etwas mit dem Schlaganfall zu tun hat. Ich habe mehrfach in meiner Praxis erlebt, wie die Patienten innerlich krank wurden, z. B. einen Schlaganfall erlitten, wenn die Beingeschwüre schulmedizinisch in kürzester Zeit zum Abheilen gebracht wurden. Innerhalb von Monaten kam es zu Gefäßprozessen, brachen Magengeschwüre auf oder andere Schwachstellen meldeten sich.

12 Ozon als Prophylaxe und zur Therapie

Ozon hilft bei Autoimmunerkrankungen. Es ist entzündungshemmend, wirkt dem Gärungsstoffwechsel entgegen, die Übersäuerung im Gewebe geht zurück.

Ozon (O_3) ist Sauerstoff in „aktivierter" Form, bei seinem Zerfall entsteht „Sauerstoff in statu nascendi". Dieser ist sehr reaktionsfreudig und wird medizinisch bei Krebs sowohl zur Vorsorge als auch zur Behandlung und Nachbehandlung eingesetzt. Es geht hierbei um eine Reiztherapie. Es gibt verschiedene Anwendungen, z. B. die Beutelbegasung bei Ulcus cruris, Ekzem, Mykosen, bakteriellen Infektionen, dann gibt es das ozonierte Olivenöl als Antimykotikum und zur Wundbehandlung bei Brandwunden geeignet etc., weiterhin gibt es das Ozonwasser für Vaginalspülungen bei Mykosen und sonstigen Infektionen und für Blasenspülungen, zum Gurgeln bei Infektionen im Mund, zum Trinken bei Colitis, außerdem gibt es die intracutane und intramuskuläre Injektion. Die „kleine Eigenblutbehandlung" ist hauptsächlich zur Umstimmung geeignet. Dabei wird Ozon mit Blut verschüttelt (ca. 10 Sek.) und anschließend in den Gesäßmuskel re-injiziert.

Die intraarterielle Ozongabe wird hauptsächlich bei Verschlusskrankheiten der Arteria femoralis, Arteria poplitea, bei diabetischer Gangrän und bei Ulcus cruris eingesetzt. Man sticht mit einer Kanüle Nr. 18 in die Arteria femoralis, injiziert 1–2 ml eines Lokalanästhetikums (Procain), anschließend wird Ozon, etwa 5 ml injiziert bei einer Konzentration zu Beginn der Behandlung von 10 ug/ml, danach wird gesteigert bis auf 20 ml mit einer Konzentration von 10–30 µg. Bei Durchblutungsstörungen wird meist eine Häufigkeit von 2x/Woche angestrebt. In schweren Fällen wird das Ozon bis zu täglich injiziert, insgesamt 10–20x. Der Patient bleibt nach der Injektion einige Minuten liegen, evtl. bis zu 1/4 Stunde, je nach Konstitution.

Die intraartierelle Ozongabe habe ich bei peripheren Durchblutungsstörungen häufig eingesetzt, auch bei diabetischer Gangrän, meist mit gutem Erfolg.

Die meist angewandte Form der Ozongabe war in meiner fast 40-jährigen Praxis allerdings die „Große Eigenblutbehandlung" bei coronaren Durchblutungsstörungen, zur Herzinfarktprophylaxe, zur Schlaganfallverhütung und Hörsturzprophylaxe. Die Sauerstoffversorgung wird cerebral sowie peripher gesteigert, der Arteriosklerose wird im Zusammenhang mit Eiweißfasten vorgebaut. Auch die kleinen Gefäße z. B. die der Netzhaut und Niere werden besser durchblutet. Entzündungen jeder Art bei Autoimmunerkrankungen werden gebessert.

„Große Eigenbluttherapie" nach Wolff

Die Durchführung der „Großen Eigenblutbehandlung" nach Wolff:

- Aus der Armvene werden 100–120 ml Blut in eine Vakuum-Flasche entnommen.
- Man gibt 10 ml Natriumcitrat dazu, um die Blutgerinnung zu verhindern. Dann kommt das Ozongas dazu, die Menge richtet sich dabei nach dem Krankheitsbild.
- Das Ozon-Blutgemisch wird solange verschüttelt, bis das Blut hellrot ist. Es wird dann sofort re-infundiert.
- Als Prophylaxe gegen Herzinfarkt, Schlaganfall, Thrombose, Hörsturz usw. wählen wir eine Dosis zwischen 1000–3000 µg.
- Die „Große Eigenblutbehandlung" wird 2x wöchentlich durchgeführt, insgesamt meist 10x, 2x jährlich. Es kommt auf die Konstitution des Patienten an und ist abhängig vom Krankheitsgeschehen.

Wirkungsmechanismus:

Bei allen Ozonanwendungen erfolgt eine Umstimmung durch den Reiz, der gesetzt wird, dadurch, dass Blut ins Gewebe gegeben wird, entweder subcutan, intramuskulär, etc.

Ozon hilft bei Arteriosklerose, Hypertonie, erniedrigten Sauerstoffwerten, KHK, Zustand nach Herzinfarkt, Durchblutungsstörungen jeder Art (Migräne, Hörsturz, Netzhautschäden).

Sogenanntes „dickes Blut", bedingt durch die Vermehrung der roten Blutkörperchen, wird wieder flüssiger. Durch Ozon erfolgt eine Verbesserung der Beweglichkeit der Erythrozyten, eine Erhöhung der elektrischen Ladung roter Blutkörperchen, eine Senkung des Hämatokritwertes.

Die Erythrozytenzusammenballung wird verringert, bei der Dunkelfeldmikroskopie sieht man, wie sich die Geldrollenbildungen der Erys nach Ozongaben auflösen, der Organismus wird wieder besser mit Sauerstoff versorgt. Der pO_2-Wert in den Arterien steigt an, in den Venen sinkt dieser ab. Das Fibrinogen wird verringert, die Thombozystose verschwindet, die Thrombozytenaggregation wird aufgelöst, kurz: die Fließeigenschaft des Blutes wird optimiert.

Dadurch wird die Sauerstoffutilisation verbessert, der Übersäuerung des Gewebes wird entgegengewirkt, der ph-Wert steigt wieder an, die Blutzirkulation in den kleinen Gefäßen wird verbessert, Netzhautschäden und Nierenerkrankungen wird vorgebeugt. Diese Erkrankungen kommen sehr häufig bei den Autoimmunerkrankungen vor, denken wir nur an die Arteriitis temporalis, den Lupus erythematodes oder den Diabetes mellitus Typ I.

13 Die Hämatogene Oxydationstherapie (HOT)

Die HOT wirkt bei Autoimmunerkrankungen entzündungshemmend.

Bei der Hämatogenen Oxydationstherapie (HOT) wird aus der Armvene 60–100 ml Blut entnommen, dies wird ungerinnbar gemacht. Durch Zugabe von medizinischem Sauerstoff entsteht eine Aufschäumung des Blutes, dies wird dann etwa 10 Minuten lang an einer Quecksilberlampe vorbeigeleitet. Die Aufschäumung dient der Oberflächenvergrößerung der einzelnen Erys und damit der besseren Sauerstoffaufnahme. Danach erfolgt die Reinfusion von etwa 10 Minuten. Insgesamt dauert die Behandlung 30–40 Minuten. Dies findet 1–3x/Woche statt. Eine Serie HOT bedeutet ungefähr 8 Sitzungen. 2x/Jahr, meist im Frühjahr und Herbst kommen die Serien zum Einsatz. Dies gilt, wenn es sich um Prophylaxen von Erkrankungen handelt. Bei bestehenden Krankheiten richtet sich die Dosierung nach der Art der Erkrankung und auch der Konstitution des Patienten.

Sauerstoffmangelzustände werden bei der HOT sowie bei der Ozonbehandlung therapiert, die Verbesserung der Fließeigenschaft des Blutes ist mit der durch Ozongabe vergleichbar. Ich habe in meiner Praxis bei chronischen Erkrankungen und Zirkulationsstörungen der kleinen Gefäße (Netzhaut, Niere) dem HOT den Vorzug gegeben, ebenso bei Migräne.

In akuten Fällen, wenn es mehr um die großen Gefäße ging, habe ich eine Serie Ozon angesetzt. Bei dickem Blut und Stoffwechselentgleisungen – erhöhte Lipidwerte, Blutzuckeranstieg und Entzündungen – bringen bei Therapien gute Erfolge.

Und das Wichtigste: Auch die HOT wirkt dem Gärungsstoffwechsel bei chronischen Erkrankungen entgegen. Die genannten Symptome kommen bei den Autoimmunerkrankungen gehäuft vor.

14 Die häufigsten Autoimmunerkrankungen

Die Behandlung erfolgt mit homöopathischen Einzelmitteln unter Berücksichtigung der chronischen Miasmen.

- **Multiple Sklerose – Eucephalomyelitis disseminata**

  Diese Erkrankung ist eine Nervenerkrankung und tritt meist zwischen dem 20. und 40. Lebensjahr auf. Die Erkrankung verläuft zunächst meist schubweise, zwischendurch sind Phasen völliger Beschwerdefreiheit zu beobachten. Nach einiger Zeit wird die Erkrankung dann doch chronisch, in wenigen Fällen verläuft sie auch von Anfang an chronisch. Es handelt sich um eine Entzündung einerseits, aber auch um eine Sklerose von Nervenfasern.

  Die Symptome sind Sehstörungen massivster Art, Taubheitsgefühl, Paraesthesien, spastische Lähmungen, Nystagmus, Zittern und Blasenstörung.

  Die Anlage ist destruktiv, die Erbnosoden Tuberculinum Koch bzw. Luesinum in der Hochpotenz kommen zum Einsatz. Die Potenz und die Häufigkeit der Gaben richtet sich nach der Konstitution des Patienten.

  Was die Einzelmittel betrifft, da stößt man immer wieder auf Plumbum metallicum, Causticum und Gelsemium.

  Wenn es um Muskelschwund geht, bei Kopfweh und Schwindel kommt oftmals neben Gelsemium Conium maculatum in Frage, bei Nervenentzündung Rhus toxicodendron, Ledum und Arnica, je nach Arzneimittelbild.

Ein guter Homöopath muss das Simile und Simillimum finden. Diese Behandlung unterdrückt auf keinen Fall die Symptome, sondern wirkt heilend.

- **Riesenzellarteriitis**

Die Riesenzellarteriitis hat zwei klinische Erscheinungsformen, die Arteriitis temporalis und die Polymyalgia rheumatica. Die Arteriitis ist häufig assoziiert mit der Polymyalgia rheumatica. Die Gefäßentzündung spielt sich häufig an der Arteria ophtalmica und Arteria centralis retinae sowie an der Schläfenarterie ab.

Sehstörungen und Kopfschmerzen, hauptsächlich morgens nach dem Erwachen sind kennzeichnend. Bei der Polymyalgia rheumatica sind Muskelschmerz im Schultergürtel und im Beckenbereich führend. Die Patienten sind sehr müde und oftmals depressiv.

Fall: Patientin, 58 Jahre, kam mit oben genannter Diagnose zu mir in Behandlung. Cortison, hoch dosiert, und Metothrexat waren schon zum Einsatz gekommen, auch mehrere Klinikaufenthalte hatte sie hinter sich. Starke Kopfschmerzen, Sehstörungen, Schwindel, Müdigkeit, Schmerzen in der Muskulatur der unteren Extremitäten, Knieschmerzen und Schmerzen im Schultergürtel rechts waren die Symptome. In der Familienanamnese waren schwere Tuberkuloseerkrankungen, der Großvater starb an dieser Erkrankung.

Die entsprechende Nosode war Tuberculinum Koch. Ich wählte die Verdünnung D200 aus und wiederholte die Gaben alle 4 Wochen, 8 x insgesamt.

An homöopathischen Einzelmitteln kam Gelsemium, Crotalus horridus und Calcium carbonicum zum Einsatz. Die Augensymptome besserten sich bald, auch die Kopfschmerzen und der Schwindel.

Wegen der Schmerzen in der Muskulatur kamen Ledum palustre, Rhus toxicodendron, Guajacum, Bryonia und Rhododendron zum Einsatz. Es dauerte 1 ½ Jahre bis die Patientin anhaltend beschwerdefrei war.

- **Thyreoiditis Hashimoto**

Die Schilddrüse ist chronisch entzündet. Es handelt sich um eine Autoimmunerkrankung. Das Gewebe wird zerstört.

Die Nosode ist zunächst immer Tuberculinum. Im Verlauf der Behandlung kann eventuell auch zwischendurch Syphilinum oder Carcinosinum zum Einsatz kommen.

Spongia und Iodum sind meist die Konstitutionsmittel, welche helfen.

Und immer wieder kam in meiner Praxis Belladonna und Calcium fluoratum als Zwischenmittel zum Einsatz.

- **Myasthenia gravis**

Es handelt sich auch hier um eine Autoimmunerkrankung, Autoantikörper gegen den Acetylcholinrezeptor der motorischen Endplatte werden nachgewiesen. Die Symptome sind Muskelschwäche der Kaumuskeln, der Augenmuskeln und der Muskeln, die die Atmung kontrollieren. Doppelsehen und Ptosis resultieren daraus.

Die Anlage ist syphilitisch, Syphilinum ist die zugehörige Nosode.

Die entsprechenden Arzneien sind Gelsemium, Opium, Belladonna, Glonoinum, Mercurius und Pyrogenium.

- **Sklerodermie**

Es handelt sich um eine Autoimmunerkrankung der Gefäße. Sowohl die lokalisierte Form und die progressive, systemische Form kommen vor.

Bei der lokalisierten Form kommt es zu umschriebenen Hautveränderungen, wobei die Stellen gerötet sind und später atrophieren. Die einzelnen Herde können unterschiedlich groß sein.

Bei der progressiven, systemischen Sklerodermie liegt der Alterseintritt zwischen 40 und 50 Jahren. Frauen sind in der Mehrzahl betroffen. Es kommt zu lividen Verfärbungen und glänzender atrophierter Haut an Brust, Unterarmen, am Hals u.s.w. Es gibt Faltenbildung an der Oberlippe. Sprach- und Schluckbeschwerden treten auf, es können Lunge, Herz und Nieren betroffen sein und ein tödlicher Ausgang ist nicht selten.

Die wichtigste Nosode ist Tuberculinum Rest (Ewald Stöteler). Diese Nosode ist aus einem alten Tuberkel-Herd gewonnen und wird bei Steifigkeit, Verwachsungen und Verklebungen des Gewebes eingesetzt.

Luesinum und Psorinum kommen zwischendurch auch in Frage, je nach Familiengeschichte und Symptomen.

Als Konstitutionsmittel kommen Barium carbonicum, Kreosotum, Graphites, Hepar sulphuris, Thuja, Mezereum, Petroleum, Hydrastis canadensis, Calcium fluoratum und Carboneum sulphuratum zum Einsatz, je nach Arzneimittelbild.

- **Psoriasis**

Am Kopf, Ellenbogen, in der Kreuzbeingegend und an den Knien finden sich rötliche Herde mit weißen Schuppen. Diese Herde sind scharf begrenzt und jucken oftmals. Nagelveränderungen sind häufig, man spricht von Tüpfelnägeln und Ölfleckbildung.

Psoriasis und PCP kommen sehr oft zusammen vor. Vor allem, wenn Patienten mit einer Lichttherapie behandelt wurden, folgt im Anschluss eine Arthritis psoriatica.

Die entsprechende Nosode ist Tuberculinum, gelegentlich je nach Familienanamnese Syphilinum oder Psorinum, gelegentlich auch Carcinosinum.

Sehr wichtige homöopathische Arzneien sind Pulsatilla, Arsenicum album, Mezereum, Graphites, Petroleum, Carbo vegetabilis und Lycopodium.

Berberis, Thuja und Calcium fluoratum kommen zum Einsatz, wenn die Nägel befallen sind.

- **Morbus Bechterew**

Beim Morbus Bechterew kommt es durch die chronischen Gelenkentzündungen zu Versteifung der Rippen-Wirbelgelenke und der Kreuzbein-Darmbein-Gelenke wie der gesamten Wirbelsäule. Männer sind häufiger betroffen, die Erkrankung tritt familiär gehäuft auf. Starke Rückenschmerzen, besonders im Kreuzbeinbereich, und Fieber treten immer wieder auf. Die gesamte Wirbelsäule kann versteifen, bei der Brustwirbelsäule findet man eine Kyphose, bei der Halswirbelsäule eine Lordose. Es kann durch die Versteifung zu einem Lungenemphysem und zum Erliegen der Brustatmung und der Herztätigkeit kommen.

Die Nosoden sind Tuberculinum bovinum D200 und Luesinum D200. Man kann diese im monatlichen Abstand einmalig geben, oder auch mehrmals je nach Verlauf.

Die homöopathischen Einzelmittel sind Calcium carbonicum, Calcium phosphoricum, Calcium fluoratum, Rhus toxicodendron, Bryonia und Strontium carbonicum.

- **Rheumatoide Arthritis**

Es handelt sich auch hier wieder um eine Autoimmunerkrankung. Die Prognose ist chronisch-progredient. Morgensteifigkeit, Gelenkschwellungen an verschiedenen Gelenken, Rheumaknoten und starke Deformierung sind typisch.

An Erbnosoden kommen Tuberculinum und Syphilinum in Frage. Bei starken Deformierungen ist es die Nosode Tuberculinum Koch, bei heftigen Schmerzen Tuberculinum bovinum und bei eingeschränkter Beweglichkeit bzw. Steifigkeit Tuberculinum Rest, Tuberculinum marmor. kommt bei Fieberschüben in Frage. Tuberculinum avis ist nicht stark genug. Es kommt bei dieser Erkrankung laut Stöteler nicht in Frage.

An Konstitutionsmittel sind Ledum palustre, Rhus toxicodendron, Bryonia, Guajacum und Colchicum führend, je nach Arzneimittelbild.

- **Juveniler Diabetes – Diabetes mellitus Typ I**

Es handelt sich hierbei um eine Autoimmunerkrankung, die Ursache ist eine Viruserkrankung. Die B-Zellen der Bauchspeicheldrüse werden zerstört. Dies geschieht meist im jugendlichen Alter und in kurzer Zeit.

Die passende Nosode ist oft zunächst Carcinosinum wegen der Virusvorgeschichte, aber später muss man unbedingt auf Syphilinum übergehen wegen des aggressiven, vernichtenden und zerstörerischen Charakters der Erkrankung.

Datisca cannabina und Syzygium jambolanum sind blutzuckersenkende Arzneien, die immer zum Einsatz kommen, ansonsten je nach Arzneimittelbild Natrium muriaticum, Phosphorus oder Acidum phosphoricum. Rohkaffee-Tee, den man aus der Schweiz beziehen kann, sollte täglich getrunken werden, er schützt vor Hypoglykämie. 1 Tasse pro Tag, schluckweise über den Tag verteilt, wäre die ideale Dosierung. Auch der Tee nach Viehauser (Heilpraktiker) sollte zum Einsatz kommen. Rezeptur siehe Anhang.

- **Morbus Crohn**

Es handelt sich hier um eine chronische Darmentzündung, welche meist im letzten Abschnitt des Ileums vorkommt. Die entzündeten Wandabschnitte können jedoch in allen Wandabschnitten des Verdauungstraktes vorkommen.

Die Symptome sind: Durchfälle, Krämpfe, Fieber und Gewichtsverlust. Im Unterschied zur Colitis ulcerosa sind die Durchfälle meist nicht blutig.

Von den Erbnosoden kommt wiederum hauptsächlich Tuberculinum Koch in Frage, Carcinosinum und eventuell wegen des destruktiven Charakters Luesinum.

Die homöopathischen Einzelmittel sind Arsenicum album, Veratrum album, Hydrastis canadensis, Lachesis, China, Chininum arsenicosum und Nux vomica.

- **Colitis ulcerosa**

Man vermutet auch hier eine Autoimmunerkrankung. Der Dickdarm ist chronisch entzündet.

Es kommt zu Geschwüren. Durchfälle, stark blutend, sind typisch. Häufig ist die Entzündung auch von Fieber begleitet. Das Krebsrisiko steigt, je länger die Erkrankung besteht.

Morbus Crohn und Divertikulitis müssen ausgeschlossen werden.

Die Erbnosoden sind Tuberculinum und Syphilinum. Die Familienanamnese entscheidet, welche Nosode den Vorrang hat.

An Konstitutionsmittel kommen Carbo vegetabilis, Silicea, Arsenicum album, Lachesis, Veratrum album, Colocynthus, Hydrastis canadensis, Carboneum sulfuratum und China in Frage, je nach Arzneimittelbild.

- **Zöliakie**

Bei dieser Erkrankung handelt es sich um eine Glutenunverträglichkeit, welche meist im Säuglingsalter die ersten Symptome zeigt, dann, wenn Getreide zugefüttert wird. Es handelt sich um eine Allergie.

Die Symptome sind Durchfall, Gewichtsverlust, Vitaminmangel und Anaemie. Die Dünndarmschleimhaut ist geschädigt, es kommt zu einer Zottenatrophie. Eine Osteoporose liegt oftmals vor, die Patienten sind häufig depressiv.

Die Nosoden, welche zur Anwendung kommen, sind hauptsächlich die tuberkulinischen Nosoden, meist Tuberculinum bovinum, eventuell auch Carcinosinum und gelegentlich Medorrhinum.

Als Konstitutionsmittel kommt je nach Arzneimittelbild Natrium muriaticum, China, Chininum arsenicosum und Hydrastis canadensis in Frage, ansonsten homöopathische Einzelmittel je nach Symptom.

- **Lupus erythematodes**

  Es handelt sich, auch hierbei um eine Autoimmunerkrankung. Es kommt zu einer Gefäßentzündung. Symptome an Haut, Gelenken und inneren Organen finden sich. Auslösende Momente können Sonnenbestrahlung, Virusinfektionen und Medikamente sein.

  Der L.E. der Haut ist chronisch und hat eine milde Verlaufsform. An der Kopfhaut und im Gesicht und auch an den Händen kommt es zu Herden, welche erhaben sind, eine vermehrte Schuppung aufweisen und entzündliche Randveränderung zeigen.

  Der systemische L.E. (SLE) zeigt außer den Hauterscheinungen häufig eine Pleuritis, Nephritis und Endocarditis.

  Die passende Nosode ist Syphilinum, diese muss anfangs gegeben werden, eventuell kommt später Tuberculinum je nach Verlauf zum Einsatz.

  Die passenden Einzelhomöopathika sind Pyrogenium, Mercurius, Hepar sulphuris und Thuja (Stöteler).

- **Vitiligo**

  Es handelt sich hierbei um eine Autoimmunerkrankung. Man kann Antikörper gegen Melanozyten nachweisen, es kommt auf der Haut zu weißen Flecken.

  Die Flecken finden sich an den Händen, im Gesicht, die Mundschleimhaut ist auch oft betroffen, oft auch die Analregion. Später, im fortgeschrittenen Stadium werden die Melanozyten immer weniger und die Flecken konfluieren. Bei Diabetes mellitus und Lupus erythemadotes kommt diese Hautkrankheit gehäuft vor.

  Die Anlage ist auf jeden Fall destruktiv, die Nosoden Tuberculinum und Syphilinum müssen beide zum Einsatz kommen.

  Ansonsten muss man das Konstitutionsmittel je nach weiteren Symptomen auswählen, Calcium carbonicum und Sulphur musste ich in meiner Praxis oftmals anwenden.

- **Churg-Strauss-Syndrom (allergische Angiitis)**

  Die Symptome sind allergische Rhinitis und Asthma bronchiale. Die kleinen und mittgelgroßen Gefäße sind entzündet sowie die eosinophilen Granulozyten im Blut. Es werden im Blut Autoantikörper nachgewiesen. Es handelt sich um eine Autoimmunerkrankung.

  Die Nosoden, welche in Frage kommen, sind an erster Stelle Tuberculinum Koch und je nach Familiengeschichte Medorrhinum bzw. Syphilinum.

  Infrage kommende Einzelmittel sind Carbo animalis, Carbo vegetabilis, Kalium jodatum, bei Blutungen Lachesis und Crotalus horridus, je nach Arzneimittelbild, eventuell Bothrops nach AMB.

- **Morbus Wegener**

  Dies ist eine Erkrankung der kleinen Arterien und Venen. Rhinitis, Sinusitis und Otitis stehen zunächst im Vordergrund, nach einigen Monaten kommt es auch zur Erkrankung der Nieren und zu Lungenblutung.

  Die passende Nosode ist wegen der Zerstörung der Blutgefäße bzw. des Bindegewebes der Gefäße Syphilinum.

  Carbo vegetabilis, Echinacea, Pyrogenium sind weitere Arzneien, die zum Einsatz kommen, und bei Blutungen Crotalus horridus, Lachesis und Bothrops.

- **Sjögren Syndrom**

  Die chronische Autoimmunerkrankung des exokrinen Drüsengewebes kommt als primäres Sjögren Syndrom vor oder als sekundäres bei rheumatoider Arthritis, bei den Kollagenosen, beim Lupus erythematodes, Multipler Sklerose und Thyreoiditis.

  Die Symptome sind trockene Schleimhäute, es ist ein Versiegen der exokrinen Sekretion der Tränendrüsen, Speicheldrüse und Talgdrüsen. Es handelt sich um eine Zerstörung der Drüsen.

  Die passende Nosode ist Tuberculinum Koch.

An homöopathischen Einzelmitteln kommen Sepia, Lachesis, China, Cimicifuga, Lycopodium, Sanguinaria und Nux vomica zum Einsatz, je nach Arzneimittelbild. Dies ist eine Empfehlung von Ewald Stöteler.

15 Aus der Praxis – für die Praxis: Fragen und Antworten

- *Ich leide an einer rheumatoiden Arthritis und mir wurde Vitamin C hochdosiert empfohlen. Kann ich mich dieser Behandlung unterziehen?*

  Vitamin C dient der Immunmodulation. Es empfiehlt sich 2x/Jahr eine Serie von Vitamin C Infusionen 4 Wochen lang 3x/Woche zu verabreichen. Nach Harald Krebs soll die Dosis in der 1. Woche 200 ml NaCl + 15 g Vitamin C betragen, in der 2. Woche 400 ml NaCl + 30 g Vitamin C, in der 3. und 4. Woche ebenso 400 ml NaCl + 30 g Vitamin C. Ich habe, wie Harald Krebs empfiehlt, nach jeder Vitamin C Gabe, sobald 15 g überschritten wurden, 1 Amp. Ubichinon comp. i.m. gespritzt. Die Erfolge waren in meiner Praxis bisher sehr gut (s. Anhang Seite 132).

- *Meine Krankheit heißt PCP. Ich reibe meine Gelenke, die sehr schmerzen, mit Arnica Schmerzöl ein. Gibt es ein anderes Naturheilmittel, was zuverlässiger hilft, ich spüre keine große Erleichterung?*

  Da gibt es ein Gelenköl nach Viehauser. Die Zusammensetzung siehe Seite 129.

  Reiben Sie die betroffenen Stellen damit ein, Sie können auch über Nacht Umschläge machen. Es lohnt sich. Notakehl D3 Salbe und Traumeel Salbe können Sie auch einsetzen.

- *Mein Sohn ist 45 Jahre alt und leidet seit 12 Jahren an Morbus Crohn. Ich bin besorgt, weil ich gehört habe, dass diese Patientengruppe öfter als andere Patienten ein Colon-Carcinom bekommt. Stimmt das?*

Das Risiko einer Krebserkrankung liegt bei diesen Patienten höher als bei der anderen Bevölkerung. In den entzündeten Darmbereichen entwickelt sich gelegentlich ein Carcinom. Häufiger als das Wachstums eines Krebsgeschwürs ist die Entwicklung einer Lactoseintoleranz, diese liegt bei 30 %.

- *Seit ich an einer rheumatoiden Arthritis erkrankt bin schlafe ich schlecht, weil mich die Schmerzen nachts immer wieder plagen. Aber wenn ich mal keine Schmerzen habe, dann kann ich auch nicht einschlafen, weil mich immer dieselben Gedanken beunruhigen. Ich kann nicht abschalten.*

Versuchen Sie es zunächst einmal mit der Bachblüte Nr. 35, White Chestnut, reiben Sie mit ganz leichtem Druck 1 Tropfen aus der Stock-Bottle über der Stirn ein, am besten ½ Stunde vor dem Zubettgehen, und wenn Sie wieder aufwachen, wiederholen Sie den Vorgang.

- *Seit ich weiß, dass ich an Multipler Sklerose leide, bin ich immer wieder depressiv. Ich bin ohne Hoffnung. Kann ich vielleicht ein Naturmittel selbständig zur Anwendung bringen ohne zum Nervenarzt gehen zu müssen?*

Es gibt ein homöopathisches Komplexmittel, es heißt Calmavalera von Hevert. Es ist in Tropfenform und Tabletten auf dem Markt. Dies können Sie ohne Bedenken selbst einnehmen. Es hilft sehr gut, wenn Sie es bei Bedarf und nicht täglich nehmen. Dieses Arzneimittel sorgt für Entspannung und Ausgeglichenheit.

- *Ich leide an einer Autoimmunerkrankung, den Namen habe ich vergessen, die Gefäße im Gehirn sind entzündet. Ich sehe morgens sehr schlecht, ich muss nach dem Erwachen oftmals 1 ½–2 Stunden mit geschlossenen Augen liegen, bis ich einigermaßen sehe. Gibt es etwas, das mir hilft?*

Ja, tropfen Sie in jedes Auge, in den äußeren Augenwinkel, je 1 Tropfen Mucokehl D3 Augentropfen, und wiederholen Sie diesen Vorgang nach 1 Stunde. Diese Arznei hilft Ihnen.

- *Ich brauche Schmerzmittel, ich leide an einer rheumatoiden Arthritis, die üblichen Schmerztabletten haben doch viele Nebenwirkungen. Gibt es biologische schmerzstillende Arzneien? Können Sie mir helfen?*

  Es gibt von der Firma Horvi-Chemie zwei hervorragende Enzyme, Seralpin und Bufomarin mite, bzw. forte. Bufomarin ist aus Bufo marinus hergestellt und Serpalgin ist ein Enzym-Wirkkomplex aus dem Tiergift der Schlangen Vipera ammodytes, Lachesis muta und Naja tripudians. Bufomarin mite und forte liegen in Tropfenform vor. Es werden täglich 8–10 Tropfen eingenommen.

  Von den Seralpin-Tropfen nimmt man täglich 5x 8–10 Tropfen, je nach Beschwerdebild und Konstitution des Patienten.

  Auch Salben und Ampullen sind von dieser Substanz im Handel. Bei starken Schmerzen werden täglich 2 Ampullen i.m. gespritzt. Die Patienten konnten starke Schmerzmittel wie Tramadol etc. weglassen.

- *Ich habe durch meine Autoimmunerkrankung Morbus Bechterew wenig Bewegung und fühle mich oftmals schwach und leide unter Schweißausbrüchen. Haben Sie Hilfe für mich?*

  Holen Sie sich in der Apotheke Veratrum album D3 in Tropfenform und geben Sie 5 Tropfen auf die Zunge, nach einigen Minuten wiederholen Sie den Vorgang. Die Schwäche lässt ganz schnell nach.

  Falls es die Verdünnung D3 nicht in Tropfenform gibt, dann bestellen Sie Globuli in der Potenz D3 und nehmen statt 5 Tropfen 5 Globuli und lassen sie im Mund zergehen.

- *Ich leide unter Psoriasis und meine Freunde raten mir zu einer Lichttherapie. Was ist Ihre Meinung dazu?*

  Ich würde die Psoriasis ausschließlich mit dem homöopathischen Konstitutionsmittel (Similimum) unter Berücksichtigung des vorherrschenden Miasmas behandeln. Andere Maßnahmen, auch die Lichttherapie, sind für mich unterdrückende Anwendungen, da diese nicht auf Dauer heilen, sondern die

Effloreszenzen kommen nach einiger Zeit wieder zurück und es bildet sich gelegentlich eine Psoriasis arthropatica.

- *Ich leide unter Sklerodermie. Bisher spielt sich die Erkrankung nur auf der Haut ab. Ich leide unter Angstzuständen seit mich mein Arzt aufgeklärt hat, dass die Krankheit auch innere Organe angreifen kann. Bei den Panikattacken steht die Angst im Vordergrund. Ich bitte um Hilfe.*

Wenn die Angst aufkommt, dann geben Sie bei den ersten Anzeichen 4 Tropfen des Notfallmittels von Dr. Bach (Rescue Remedy) auf die Innenseite der Unterlippe und wiederholen diesen Vorgang nach ¼ Stunde nochmals. Die Angst lässt deutlich nach.

Was auch sehr hilfreich ist und in meiner Praxis über Jahrzehnte zum Einsatz kam, ist folgende Bachblütenmischung:

Rp. Rescue Tropfen 5,0

Sweet Chestnut 1,0

ad 6,0

Von dieser Tropfenmischung zu Beginn alle 10 Minuten 2 Tropfen, später eventuell stündlich.

Und eine weitere zuverlässige Arznei ist die Horvi-Enzym-Therapie (s. Anhang Seite 126):

Horvi-Enzym Psy4 comp1
+ Horvi-Enzym Psy4 comp 5

3x/Tag jeweils 8 Tropfen beider Mittel im Abstand von 5–10 Minuten auf der Zunge zergehen lassen.

Auch die sanum-Therapie hat ein stark angstlösendes Medikament, welches meist nur 1x zum Einsatz kommt: Mucedokehl D3 Suppositorien:
1 Suppositorium einführen. Es hilft, ohne dass Sie die Gabe wiederholen müssen.

- *Ich habe gehört, dass die Mistel hilfreich ist bei Krebs und Autoimmunerkrankungen. Ich leide an einer Riesenzellarteriitis und komme einfach nicht auf die Beine. Schwindel und Gehstörungen gepaart mit Kopfschmerzen plagen mich.*

  Die Mistel hat eine sehr positive Wirkung auf das Immunsystem. Die Dosierung ist bei Autoimmunerkrankungen anders als bei der Krebserkrankung.

  Wenden Sie sich an einen anthroposophischen Arzt, er wird Ihnen sicherlich helfen.

- *Ich leide an einer rheumatoiden Arthritis. Mein linkes Knie schmerzt und ist dick. Mein Heilpraktiker will mir 4 Blutegel setzen. Soll ich da einwilligen?*

  Auf jeden Fall. Dies bedeutet eine Giftausleitung. Diese Behandlung ist stark entzündungshemmend und wirkt besser und anhaltender als jede Schmerztablette. Vielleicht muss er den Vorgang nach 1–3 Wochen nochmals wiederholen. Die Blutegeltherapie stammt aus dem Mittelalter und ist heute noch sehr aktuell.

  Blutegeltherapie: siehe Anhang Seite 121.

- *Ich leide unter Neurodermitis. Wie soll ich denn meine Ernährung umstellen? Können Sie mir einen Plan geben, an den ich mich halten kann.*

  Nach folgendem Diätplan haben sich meine Patienten, die an Hautkrankheiten oder Allergien litten, ernährt. Der Erfolg blieb nicht aus.

  Diät nach Dr. Konrad Werthmann s. Anhang Seite 127

- *Ich bin 45 Jahre alt und habe bedingt durch die Fibromyalgie immer wieder starke Schmerzen im Skelettsystem an verschiedenen Stellen. Ich bin nicht untergewichtig. Mein Allgemeinzustand ist recht gut, wenn die Schmerzschübe mich nicht gerade plagen. Hat es Sinn, wenn ich mich fürs Fasten entscheide? Meine Tante hat mir das geraten, sie fastet jedes Jahr 1 Woche.*

Was Sie auf jeden Fall immer tun können, das ist einen Fastentag pro Woche einplanen. Was auch gut ist und lange durchgehalten werden kann, ist das sogenannte Morgenfasten. Essen Sie bitte vor 12 Uhr mittags nichts. Morgens ist die Ausscheidungsphase und von 12–20 Uhr die Aufnahmephase. Unterstützen Sie den natürlichen Rhythmus durch das Morgenfasten! Das wird Ihnen sehr helfen, allerdings muss das Morgenfasten monatelang durchgehalten werden. Es wirkt nicht sofort.

Wenn Sie längere Zeit fasten wollen, eventuell 3 Wochen, dann nehmen Sie bitte Kontakt mit einem Fastenarzt auf. (Buchinger Klinik, Bodensee)

- *Ich leide an einer rheumatoiden Arthritis, mein linkes Knie schmerzt, ist dick und rot. Wie kann ich gegen die Entzündung vorgehen?*

Umschläge mit Retterspitzwasser, Einreibungen mit Aconit Schmerzöl, weiterhin Einreibungen mit Gelenköl nach Viehauser (siehe Anhang Seite 129), und eine Cantha
ridenbehandlung (siehe Kapitel 11 Seite 81 und Anhang Seite 122) haben sich bewährt.

- *Ich leide an einer Colitis ulcerosa, mein Heilpraktiker will bei mir eine Horvi Enzym-Therapie anwenden. Was halten Sie davon?*

Die Horvi Enzym-Therapie hat gute Erfolge (siehe Anhang Seite 126).

- *Ich leide an einem Morbus Crohn. Soll ich mich operieren lassen? Ich habe 8 Stühle pro Tag und gelegentlich im rechten Unterbauch Schmerzen. Fieberschübe habe ich 2–3x im Jahr.*

Zu einer Operation rate ich nicht, es würde sich mit Sicherheit eine andere Erkrankung melden, die zum tuberkulinischen Miasma gehört. Denn auch eine Operation ist oftmals eine unterdrückende Maßnahme. Suchen Sie nach einem Homöopathen, der miasmatisch arbeitet, er kann Ihnen mit Sicherheit helfen.

- *Ich habe die Diagnose Riesenzellarteriitis bekommen. Meine Freundin sagt nachdrücklich, ich solle vegan essen. Ist solch eine Ernährung vorteilhaft?*

  Nein, ganz bestimmt nicht. Dies ist zu extrem, Sie können sich weitgehend vegetarisch ernähren, 2x pro Woche etwas Geflügelfleisch oder -wurst ist in Ordnung. ⅔ Salat und Gemüse, ⅓ Obst und wenig Tierprodukte. Vorsicht vor Kuhmilchprodukten. Kartoffeln und ungeschälter Reis ist als Beilage zu empfehlen.

- *Ich leide unter einer Thyreoiditis Hashimoto. Warum soll ich ab jetzt nur noch Bio-Produkte kaufen?*

  Das ist nicht unbedingt nötig. Im Allgemeinen rate ich dazu, 50 % Bioprodukte in den Haushalt einzubringen. Das genügt.

- *Vor 3 Jahren wurde bei mir ein Lupus erythematodes festgestellt. Seit einem Jahr sprechen meine Ärzte von einer chronischen Nephritis. Mein Kreatininwert ist auch erhöht, 1,8 mg/dl ist der Wert. Kann ich selbst dagegen steuern?*

  Trinken Sie 1 ½ Liter abgekochtes, abgekühltes Leitungswasser pro Tag, es spült die Nieren durch. Auch ein Nierentee von Dr. Müller (s. Anhang Seite 130) ist empfehlenswert.

  Essen Sie wenig Tierprodukte! Reiben Sie 2x/Tag 5 Tropfen Mucokehl D5 Salbe über der Nierengegend beidseitig ein, mit ganz leichtem Druck im Uhrzeigersinn. Halten Sie die Nierengegend gut warm, und suchen Sie einen homöopathischen Arzt, der miasmatisch arbeitet. Ihr Kreatininwert geht mit Sicherheit zurück.

  Achten Sie auch darauf, dass Sie keine Arzneien einnehmen, welche den Nieren schaden.

  Seien Sie vorsichtig mit Schmerzmitteln. Serpalgin und Bufomarin sind Enzyme, welche den Nieren nicht schaden aber sehr gut die Schmerzen nehmen.

- *Ich bin völlig verzweifelt, weil ich unter Panikattacken leide, seit ich weiß, dass ich außer an Morbus Crohn auch noch an Darm-Krebs erkrankt bin. Ich werde operiert.*

Leider kommt der Dickdarm-Krebs bei Morbus-Crohn-Patienten gehäuft vor. Ihre äußerste Verzweiflung kann ich verstehen.

Besorgen Sie sich aus der Apotheke folgende Tropfenmischung:

Rp. Rescue Tropfen 5,0

Sweet Chestnut 1,0

ad 6,0

Von dieser Tropfenmischung nehmen Sie zu Beginn alle 10 Minuten 2 Tropfen, später, wenn die Angst und Verzweiflung nachlässt, stündlich 2 Tropfen oder 2–3x/Tag 2 Tropfen.

Eine weitere gute Hilfe bietet Ihnen die Horvi-Enzym-Therapie, welche gut kombinierbar ist mit jeder naturheilkundlichen Anwendung (siehe Anhang Seite 126).

I Horvi-Enzym Psy4 comp1

II Horvi-Enzym Psy4 comp5

3x/Tag je 8 Tropfen im Abstand von 5–10 Minuten auf der Zunge zergehen lassen, am besten vor dem Essen.

Auch die sanum-Therapie hat eine zuverlässige Arznei gegen Angstölung: Mucedokehl D3 Suppositorien.
1 Suppositorium rektal einführen, eventuell noch einmal nach 1 Stunde wiederholen.

Und ganz wichtig ist, dass Sie auch selbst mithelfen können, dem Krebs zu widerstehen.

Was die Ernährung betrifft: essen Sie ganz wenig Tierprodukte, viel Gemüse und Salat und verzichten Sie weitgehend auf weißen Zucker und Auszugsmehl. Sahne und Butter können Sie zu sich nehmen, sofern keine Lactoseintoleranz besteht. Der Rohkostanteil in der Ernährung soll relativ hoch sein, so wie Sie es mit Ihrer Krankheit vertragen.

Und da gibt es noch eine Schwarze Säfte Kur nach F. Viehauser (Heilpraktiker). Diese empfehle ich meinen Patienten über Monate zu trinken (siehe Anhang S. 129).

Die Firma sanum empfiehlt eine Kur mit sanum-Präparaten als Krebsprophylaxe. Es handelt sich um eine 8-wöchige Kur, 1x/Jahr, sowohl bei Präcancerosen als auch bei bestehendem Tumor (siehe Anhang Seite 133).

Trinken Sie im täglichen Wechsel Lebertee und Nierentee nach Dr. Müller, dies dient der Entgiftung. (Rezepturen siehe Anhang Seite 130)

Weiterhin hilft Sport an der frischen Luft, Spaziergänge im Wald (Nadelwald hat den Vorzug), die NK steigen bei einem 1-tägigen Aufenthalt im Wald um 40 % an, die Angstattacken lassen deutlich nach.

- *Meine Diagnose ist Morbus Crohn. Ist diese Erkrankung heilbar?*

Ja, diese Erkrankung ist heilbar, wenn Sie zeitig einen guten Homöopathen finden, der miasmatisch arbeitet. Er berücksichtigt die Familiengeschichte und wird Ihnen die entsprechende Erbnosode geben. Zusätzlich natürlich das Konstitutionsmittel. Eine solche Behandlung unterdrückt nicht, sondern heilt.

- *Ich leide an einem Lupus erythematodes. Wie kann ich mein Immunsystem stärken? Helfen bestimmte Sportarten?*

Zur Bewegung an der frischen Luft rate ich immer. Von anstrengenden Bewegungsarten rate ich ab.

Spaziergänge, Aufenthalte im Wald stärken das Immunsystem immens. Die Terpene, die sekundären Pflanzenstoffe, die in jedem Wald vorkommen und am konzentriertesten im Nadelwald, stärken die Abwehr. Auch das Gleichgewicht zwischen Parasympathikus und Sympathikus wird dort hergestellt. Studien beweisen dies. Der Parasympathikus ist der Nerv, der für die Ruhe und Ausgeglichenheit verantwortlich ist, dieser tritt in den Vordergrund. Schmerzen werden weniger, Depressionen, Angstzustände werden sehr positiv beeinflusst. Der Wald ist eine sehr gute angstlösende Medizin.

Weitere Studien beweisen, dass die NK (natürliche Killerzellen) um 40 % erhöht werden nach einem 1-tägigen Aufenthalt im Wald. Ein 3-tägiger Aufenthalt im Wald hält 4 Wochen an.

- *Was halten Sie von einer Fußsohlenreflexzonenmassage? Ich habe gehört, dass dadurch das Immunsystem gestärkt wird.*

  Ja, durch die Fußsohlenreflexzonenmassage werden alle Organe gestärkt, weil diese auf der Fußsohle abgebildet sind, und die beste Massage ist das stundenlange Wandern, wenn es Ihre Konstitution zulässt.

- *Ich leide an einer Hashimoto Thyreoiditis und mir wurde zur Selensubstitution geraten. Stimmen Sie dem zu?*

  Lassen Sie Ihren Selenspiegel bitte erst messen. Falls Sie einen sehr niedrigen Selenspiegel haben, was bei Autoimmunerkrankungen vorkommt, dann lutschen Sie 3x/Tag 1 Tablette Selen D6 über 6 Wochen und lassen den Spiegel wieder bestimmen. Suchen Sie einen homöopathischen Arzt auf, welcher miasmatisch arbeitet, der wird Ihre Autoimmunerkrankung weitgehend heilen, und damit kommt dann auch der Selenspiegel in Ordnung.

- *Ich habe drei von Ihren Büchern gelesen, da warnen Sie stets vor unterdrückenden Maßnahmen. Ich nehme bei Prellungen und kleinen Wunden und Unfällen Traumeel Tropfen und Traumeel Salbe, bei Grippe metavirulent Tropfen, bei Halsweh Meditonsin Tropfen und bei Fieber Belladonna D12. Ich möchte keinerlei unterdrückende Mittel bei mir anwenden. Aber die aufgezählten Mittel sind ja alle keine chemischen Medikamente sondern Homöopathica.*

  Am schlimmsten unterdrücken die chemischen Arzneien, aber Sie können auch mit jeder naturheilkundlichen Arznei Symptome unterdrücken, statt diese zu heilen.

  Mit Komplexhomöopathica, welche nicht den Typ des Menschen berücksichtigen, sondern nur das Symptom, können Sie auch unterdrücken. Wenn das Symptom verschwindet, aber nach Wochen oder Monaten wiederkehrt, war das eine unterdrückende Maßnahme. Und nicht nur das! Ein anderes Symptom, eine andere Krankheit, die tiefer liegt, wird zum Vorschein kommen. Wenn Sie einen Hautausschlag mit Salben zum Verschwinden bringen, dann bekommt der Patient oftmals Asthma. Dies ist kein guter Tausch. Auch das Einzelmittel Belladonna kann, außer das Fieber zu senken, eine unterdrückende Maßnahme sein, wenn es nicht auf die Konstitution passt. Wenn Sie Hämorrhoiden haben, ein Ekzem auf der Haut, Rückenschmerzen u.s.w., dann schmieren Sie keine Salbe auf die betroffenen Stellen und nehmen kein Diclofenac und kein Ibuprofen, sondern suchen Sie einen homöopathischen Arzt auf, der gibt Ihnen das richtige Mittel und stellt Ihnen eine kleine Hausapotheke zusammen, wenn er Sie eine Weile kennt.

- *Meine Blutdruckwerte bekomme ich einfach nicht in den Griff. Ich habe viel Stress, das gebe ich zu, aber andere Menschen haben das auch. Immer wieder kommt es zu Blutdruckkrisen. Außerdem leide ich an einem Churg-Strauss-Syndrom, einer Immunkrankheit.*

Wenn Ihr Blutdruck 200 mg Quecksilber Hg/100 oder noch höhere Werte aufzeigt, dann nehmen Sie 10–15 Tropfen Glonoinum D3 auf die Zunge, bleiben 10 Minuten in Ruhe und messen dann wieder. Eventuell müssen Sie nochmals 5 Tropfen nachgeben. Der Blutdruck normalisiert sich sehr schnell.

Wenn Sie sehr reduziert sind, was Ihren Kräftezustand betrifft, versuchen Sie es erstmal mit 10 Tropfen zu Beginn, ansonsten müssen Sie 15 Tropfen nehmen.

Was Ihren Stress, Ihre Anspannung betrifft, da möchte ich Ihnen zur sogenannten Wald-Medizin raten. Gehen Sie im Wald spazieren, so oft Sie können. Spaziergänge im Wald entspannen, der Parasympathikus, der Nerv der Ruhe, wird gestärkt und tritt in den Vordergrund. Das Verhältnis Parasympathikus zum Sympathikus kommt wieder in eine gute Balance. Studien beweisen, dass sowohl Blutzuckerwerte als auch Blutdruckwerte sinken.

- *Meine Diagnose ist Arteriitis temporalis. Kopfschmerzen, Schwindel, aber auch Migräneattacken plagen mich. Die Migräneattacken hatte ich schon vor dieser Erkrankung. Gibt es eine naturheilkundliche Medizin um die Attacken abzuschwächen? Gibt es etwas vorbeugend?*

Sie können sowohl im Anfall als auch vorbeugend folgende Arznei einnehmen:

Rp. Spigelon

Gelsemium Homaccord

Lymphomyosot N

āā ad 90,0

Als Langzeittherapie 3x 10 Tropfen/Tag vor dem Essen.

Im Anfall: alle 15 Minuten 10 Tropfen bis Besserung eintritt, dann seltener.

Als Injektion hat sich im Anfall folgende Mischspritze intravenös bewährt:

1 Ampulle Gelsemium Homaccord

\+ 1 Ampulle Spigelon

\+ 1 Ampulle Ferrum phosphoricum – Injeel

\+ 1 Ampulle Aconitum Homaccord

\+ 1 Ampulle Belladonna Homaccord

\+ Procain 1 % 0,5 ml

Und zusätzlich die Ausleitung über den Darm nicht vergessen.

Auch das Trocken-Schröpfen hilft sehr gut, ebenfalls ein Ausleitungsverfahren. Es werden 6 Schröpfköpfe im Nacken 1x/Woche angesetzt, 8–10 Wochen lang. Eventuell muss die Ernährung angepasst werden.

- *Ich leide an der Autoimmunerkrankung Diabetes Typ I. Immer wieder habe ich hypoglykämische Zustände und meine Nieren sind bald kaputt. Mein Kreatinin-Wert liegt bei 1,9 mg/dl.*

Vorschlag zur Hypoglykämie:

Veratrum album D3: 3x je 5 Globuli im Abstand von ungefähr 10 Minuten.

Zusätzlich:

Rescue-Tropfen (siehe Anhang): 2x 4 Tropfen im Abstand von 15 Minuten auf die Innenseite der Unterlippe geben.

Bei starkem Schwindel können Sie zusätzlich oder anstatt der Rescue-Tropfen Tabacum D6 alle 10 Minuten auf die Zunge geben, jeweils 1 Tablette.

Was Ihre Niereninsuffizienz betrifft, rate ich Ihnen einen homöopathischen Arzt aufzusuchen, welcher miasmatisch arbeitet, er wird Ihnen sicherlich Tuberculinum Nosode Koch sowie Berberis und Crotalus horridus, Calcium carbonicum bzw. Phosphorus verordnen, je nach Arzneimittelbild. Der Weg lohnt sich auf jeden Fall, aber es sollte bald sein, die Nierenwerte dürfen nicht mehr ansteigen.

Was Sie selbst dazu tun können: Trinken Sie täglich 1 ½ Liter Leitungswasser, abgekocht, abgekühlt, und trinken Sie Nierentee (s. Anhang Seite 130)

- *Meine Erkrankung ist Morbus Bechterew. Von Zeit zu Zeit habe ich starke Schmerzen. Können Sie mir helfen?*

Gegen starke Schmerzen hat sich das Trinken von 1–2 Horvi-Serpalgin-Ampullen bewährt.

Reiben Sie die gesamte Wirbelsäule mit Serpalgin Salbe oder einem Gemisch aus Horvi-Enzym -Chiroprac Salbe und Horvi-Enzym-Ammodytes Salbe 2x/Tag ein.

Auch Gelenköl nach Viehauser (s. Anhang Seite 129) hilft gut.

Zur Schmerzausleitung und zur Entgiftung bietet sich die Cantharidenbehandlung (s. Anhang Seite 122) an. Alle 20 Tage ein Cantharidenpflaster zur Anwendung bringen, später seltener.

Auch die Blutegeltherapie (s. Anhang Seite 121) hilft. Am Anfang 2–3x/Woche, später ungefähr alle 3 Wochen 4 Blutegel paravertebral ansetzen.

Und ganz wichtig ist auch hier wieder die Entsäuerung.

2x/Tag 1 Messlöffel Alkala N Pulver in heißem Wasser auflösen.

2x/Tag 1 TL sanuvis einnehmen.

- *Ich leide an der Krankheit PCP und habe starke Schmerzen im Ellbogengelenk, oftmals auch im Daumengrundgelenk.*

Wenn Ihnen ein Heilpraktiker oder Ihr Hausarzt eine Spritze geben kann, dann hilft folgende Mischung:

1 Ampulle notakehl D5

+ 1 Ampulle Traumeel

+ 1 Ampulle neralgo-Rheum-Injeel

in 1 Spritze zusammen aufziehen und i.v. spritzen. Diesen Vorgang nach 2 Tagen nochmals wiederholen.

Was Sie gegen die Schmerzen tun können ist: reiben Sie Gelenköl nach Viehauser ein oder tragen Sie Serpalgin Salbe auf und lassen diese über Nacht einziehen.

Und die Entsäuerung nicht vergessen!

2x/Tag 1ML Alkala N Pulver in heißem Wasser auflösen, und 2x/Tag 1 TL sanuvis einnehmen.

Lebertee und Nierentee sollen im täglichen Wechsel getrunken werden. Die Rezepturen für das Gelenköl und die Tees finden Sie im Anhang ab Seite 129.

Und, wenn alles nicht genug Erleichterung bringt, dann muss an eine Cantharidenbehandlung gedacht werden, einer Ausleitungstherapie nach Aschner, oder man müsste auf das Ellbogengelenk und Daumengrundgelenk je 2 Blutegel setzen. (Siehe Anhang ab Seite 121)

- *Ich leide an einem Diabetes Typ I, bei mir ist eine Operation vorgesehen, ich habe Gallensteine. Ich habe Angst, weil es einen Bauchschnitt gibt.*

Lutschen Sie 1–2 Tage vor der Operation Pyrogenium D30, 2–3 Globuli, direkt nach der Operation je 2 Globuli Arnica D200 und Hypericum D30.

Gegen die Angst vor der Operation nehmen Sie einige Tage zuvor 3x/Tag 4 Tropfen Rescue Remedy ein (eventuell bis zu stündlich) und 1 Woche lang nach der Operation 3x 4 Tropfen/Tag.

- *Ich leide an rheumatoider Arthritis, bin 82 Jahre alt und kann schlecht laufen. Meine Wanderungen muss ich vergessen. Ich singe gerne. Hilft dies auch meinem Immunsystem?*

Ja, natürlich Musik, speziell Singen entspannt. Durch Musik wird das Immunsystem ausbalanciert, der Patient geht ganz anders mit Stress um. Musik hat etwas Tröstendes, der Mensch fühlt sich befreit und geborgen. Auch hier wird der Parasympathikus, der Nerv der Ruhe, gestärkt und tritt in den Vordergrund

- *Mein Morbus Bechterew plagt mich. Immer wiederkehrende Schmerzen im ganzen Rücken. Mein Hausarzt hat mir zum Baunscheidtieren geraten, mein Heilpraktiker zur Cantharidenbehandlung. Was ist da der Unterschied?*

Beide Anwendungen helfen bei Schmerzen. Wenn der Schmerz aus der Tiefe kommt, klopfend, bohrend, dann empfiehlt sich eine Cantharidenbehandlung, bei Schmerzen mehr oberflächlicher Art, z. B. bei Nervenentzündung, wird das Baunscheidtieren angewandt. Dies kann man großflächig einsetzen, das Cantharidenpflaster eher an einer umschriebenen Stelle, z. B. am Knie.

Ich rate Ihnen zum Baunscheidtieren (s. Kapitel 11 ab Seite 83) und zwischendurch zum eventuellen Schröpfen (s. Anhang Seite 121).

- *Meine Diagnose ist Lupus erythematodes. Mir wird geraten, Omega-3-Fettsäuren täglich zu mir zu nehmen. Was halten Sie davon?*

Omega-3-Fettsäuren sind entzündungshemmend. Lassen Sie eine Fettsäurenanalyse in Ihrem Labor anfertigen, damit Sie weder unter- noch überdosieren.

Der tägliche Bedarf liegt zwischen 2–3 g.

- *Diabetes mellitus Typ I ist meine Diagnose. In Zusammenhang mit dieser Erkrankung leide ich an einer diabetischen Retinopathie mit drohender Netzhautablösung, dies hat mein Augenarzt festgestellt. Ich bitte um Hilfe, dass meine Sehkraft erhalten bleibt.*

  Ich rate Ihnen zu einer HOT Therapie 2x/Jahr je 10 Sitzungen, 2x/Woche.

  Mucokehl D5 Augentropfen sollten zur Anwendung kommen, 3x 1 Tropfen/Tag in den äußeren Augenwinkel geben.

  An homöopathischen Einzelmitteln kommen Crotalus horridus, Phosphorus und Calcium carbonicum in Frage.

- *Ich leide unter einer Riesenzellarteriitis, von Zeit zu Zeit habe ich eine Netzhautblutung, welche 2–4 Tage dauert, dann ist wieder alles gut und ich sehe auch wieder alles. Was kann ich nehmen, damit sich die akute Blutung schneller resorbiert? Kann ich auch vorbeugend etwas tun?*

  Wenn es akut blutet, lutschen Sie einmalig 2 Globuli Hamamelis D200 und nehmen Sie 4x 5 Tropfen/Tag Phosphorus D6.

  Vergessen Sie nicht die Rescue Remedy Tropfen (Notfalltropfen). Bitte, geben Sie am 1. Tag stündlich 2 Tropfen auf die Zunge.

  Vorbeugend nehmen Sie 3x/Tag 5 Tropfen Phosphorus D6 über 4 Wochen, anschließend 3x 1 Tablette Lachesis D6, auch etwa 4 Wochen, danach Arnica D6 3x 1 Tablette täglich über Wochen.

- *Meine Diagnose ist Arteriitis temporalis. Ich habe öfter Schwindel und Sehstörungen, manchmal auch Kopfschmerzen. Meine Freunde raten mir dringend dazu, stets die Rescue Remedy Tropfen mit mir zu führen. Ist das sinnvoll?*

  Auf jeden Fall, unbedingt! Die Rescue Tropfen, das sogenannte Notfallmittel von Dr. Bach, hilft als Erstmedikation bei jeder Notfallsituation körperlicher oder seelischer Art. Wenn Sie Schwindelattacken haben, egal, ob sie zu Hause auftreten oder unterwegs, geben Sie 4 Tropfen Rescue auf die Innenseite der Unterlippe oder auf die Zunge. Wiederholen Sie den Vorgang nach 15 Minuten erneut und dann nochmals nach 1 Stunde. Der Schwindel legt sich, auch eventuelle Kopfschmerzen oder Sehstörungen gehen zurück. Näheres über das Notfallmittel Rescue: siehe Anhang.

- *Diabetes mellitus Typ I, eine Autoimmunerkrankung ist meine Diagnose. Mein Augenarzt hat bei mir einen grauen Star diagnostiziert, aber auch mein Augeninnendruck ist leicht erhöht. Können Sie mir helfen, dass das Augenleiden nicht fortschreitet?*

Beginnen wir mit dem Katarakt:

Mucokehl D5 Augentropfen: 2x/Tag 1–2 Tropfen in den äußeren Augenwinkel beidseitig geben.

Orale Therapie:

Phosphorus D6: 3x 5 Tropfen/Tag oder 3x 5 Globuli oder 3x 1 Tablette lutschen, über 6 Wochen.

Anschließend:

Calcium fluoratum D6: 3x 1 Tablette/Tag, 4 Wochen lang.

Danach:

Magnesium fluoratum D6: 3x 1 Tablette/Tag, 6 Wochen lang.

Als Langzeittherapie kommt Propionibacterium avidum D5 3x 1 Kapsel/Woche, 3 Monate lang, in Frage (sanum-Präparate: Holomed, Adresse s. Anhang Seite 134).

Auch eine Vitamin C 15g Pascoe Kur ist anzuraten (siehe Anhang Seite 132).

Außerdem hat sich 1x/Monat 1 Aderlass bewährt (siehe Kapitel 11 Seite 76).

Zu den leicht erhöhten Augendruckwerten:

Phosphorus D6 wird auch hier eingesetzt, außerdem die Mucokehl D5 Augentropfen. Weitere homöopathische Konstitutionsmittel sind Aurum metallicum, Spigelia und Belladonna, je nach AMB. Eine Ozon-Therapie 1–2x/Jahr je 10 Sitzungen, 2x/Woche hilft auch sehr gut. Falls der Druck sehr steigt, rate ich zu einer Blutegelbehandlung.

- *Mein Morbus Wegener plagt mich. Ich habe immer wieder Schnupfen und Nebenhöhlenentzündung. Mein Hausarzt hat mir zu einer Eigenbluttherapie geraten. Wie geht das vor sich? Ist dies gut für mich?*

Eigenbluttherapie:

Man kann Eigenblut auf die verschiedensten Arten applizieren, z. B. s.c., i.m., i.c. oder auch als potenziertes Eigenblut. Es gibt auch das ultraviolett bestrahlte Eigenblut, die Eigenbluttherapie mit dem Hämaktivator nach Höveler und die Eigenserumtherapie, die heute als überholt gilt.

Durch das applizierte Eigenblut wird ein Reiz gesetzt, der Körper antwortet durch Aktivierung seiner Selbstheilkräfte. Die Abwehrlage wird verbessert. Die Eigenbluttherapie ist gut mit anderen Naturheilverfahren kombinierbar.

Ich habe das Eigenblut sowohl bei Akut-Erkrankungen als auch bei chronischen Leiden mit Erfolg eingesetzt.

Bei akuten Erkrankungen kann man täglich 1–3 ml (in seltenen Fällen 5 ml) an drei aufeinander folgenden Tagen injizieren; ich hatte bei fieberhaften Infekten, Cystitis, Bronchitis, Furunkeln und Abszessen gute Erfolge.

Bei chronischen Erkrankungen muss man dringend auf die Intervalle zwischen den einzelnen Behandlungen achten; das Eigenblut wird nur 2x/Woche appliziert, insgesamt erstmal 5–10 Injektionen, dann weiterhin 1x/Woche und dann eventuell alle 14 Tage, je nach Verlauf der Erkrankung.

Es wird mit 0,5 ml Eigenblut begonnen, dann auf 1,0 ml und in der 3. Sitzung auf 1,5 ml, in der 4. Sitzung auf 2,0 ml gesteigert, dabei bleibt man dann.

Bei alten oder geschwächten Patienten beginnt man mit 0,2 ml, steigert auf 0,5 ml, in der 3. Sitzung auf 0,8 ml, in der 4. Sitzung auf 1,0 ml und in der 5. Sitzung auf 1,5 ml, dabei bleibt man dann.

Selbstverständlich kann man zum Eigenblut entsprechende Ampullen dazugeben. Bei viralen Infekten gibt man Engystol, bei bakterieller Infektneigung Notakehl D5 bzw. Echinacea comp. SN.

- *Ich leide unter Multipler Sklerose. Meine Erkrankung verläuft schubweise und ist noch nicht sehr fortgeschritten, aber mein Arzt sprach von einem Fatigue-Syndrom, weil ich so erschöpft bin. Gibt es aus der Naturmedizin Hilfe?*

Ja, es gibt wirklich sehr, sehr gute Rezepturen.

I Rp.

alfalfa D4 20,0

panax D4 20,0

Urtica urens Θ ad 90,0

2x 20 Tropfen/Tag, 6–8 Wochen.

II Eine Tropfenmischung, welche für ältere Leute besonders gut geeignet ist.

Rp.

Ginseng Homaccord

Phosphor Homaccord

Cralonin Tropfen

āā ad 90,0

3x 10–15 Tropfen/Tag.

Außerdem zusätzlich L-Arginin Kapseln.

III Weiterhin ist Gelee Royale als Trinkampulle oder am besten pur zu empfehlen und zusätzlich Ginseng Tonikum.

IV Wenn die geistige Müdigkeit im Vordergrund steht, dann hilft Phosphorus D6, 3x 5 Tropfen/Tag in Verbindung mit Ginseng Tonikum am besten.

Ganz wichtig ist die Bewegung an der frischen Luft. Ausdauertraining, regelmäßige Bewegung mit Pausen ist unbedingt zu empfehlen. Vom Kraftsport rate ich ab. Früher hat der Bauer im Durchschnitt 12 Stunden/Tag im Freien verbracht. Heute hält sich der Durchschnittsbürger 28 Minuten/Tag an der frischen Luft auf. Studien haben gezeigt, dass durch unseren heutigen Bewegungsmangel die chronischen Krankheiten sowohl die kardiovaskulären als auch die neurovegetativen sowie die metabolischen Erkrankungen zunehmen.

Intensives Ausdauertraining mobilisiert und aktiviert die NK Zellen (natürliche Killerzellen). Diese werden auch die körpereigene Tumorpolizei genannt.

Das Fatigue-Syndrom verschwindet mit der Zeit, die Körpersäfte fließen wieder, die Ausscheidungsorgane werden angeregt. Die Übersäuerung in unserem Körper verschwindet, dazu trägt das aktive Schwitzen bei. Die Sauerstoffutilisation steigt. Bewegung an der frischen Luft wirkt der Dyskrasie, der fehlerhaften Zusammensetzung des Blutes, entgegen.

Die Entzündungswerte gehen zurück.

Wanderungen im Wald, vor allem im Nadelwald, werden Ihnen helfen.

Anhang

Die Blutegeltherapie

Die Wirkung der Blutegeltherapie beruht einerseits auf der Blutenziehung, die dem Aderlass gleicht, aber gleichzeitig sondert das Tier ein Sekret ab, welches geschätzt 2000 Bestandteile enthält, die allerdings längst nicht alle identifiziert sind.

Der bekannteste Bestandteil ist das Hirudin, ein Protein, das gerinnungshemmend wirkt, außerdem Eglin, Hyaluonidase, Apyrase, Kollagenase, um einige zu nennen. Die Blutegeltherapie wirkt gerinnungshemmend, lymphstrombeschleunigend, antithrombotisch, immunisierend, krampflösend, schmerzlindernd.

Diese Therapie wird eingesetzt bei Arthrosen, dickem Blut, Herz-Kreislaufbeschwerden, rheumatischen Erkrankungen, Hämatomen, Prellungen, Tinnitus, Hörsturz, Ischialgie usw.

Die Haut des Patienten wird mit Wasser gereinigt, ohne Seife oder Duftstoffe. Die Tiere werden in ruhiger Atmosphäre in abgedunkelter Umgebung angesetzt, fallen dann nach ½–1½ Stunden von alleine ab, dann bluten die Bissstellen noch viele Stunden nach. Die Blutung soll nicht gestoppt werden, Saugkompressen nehmen die Blutung auf. An der Bissstelle kann eine Rötung auftreten, die mit Notakehl Salbe, Rescue Salbe, Traumeel Salbe, Fenistil Salbe oder Eigenurin wieder verschwindet.

Schröpfen

Das Schröpfen ist ebenso eine Ausleitungsmethode. Schröpf-Gläser gibt es in unterschiedlichen Größen, diese werden beim Trocken-

Schröpfen erhitzt und z. B. über dem schmerzenden Organ auf die Haut gesetzt, die Gefäße werden besser durchblutet – es besteht ein Unterdruck – das Immunsystem wird angeregt.

Beim blutigen Schröpfen verwendet man ein Hämostilett, bzw. einen Schröpfschnepper, es werden durch Einstiche in die Haut Hautpartien über den Schmerzorganen geöffnet, die Glasglocken werden über den Einstichen aufgesetzt, es tritt Blut aus, die Schröpfgläser füllen sich zu ½ bis ⅓ mit Blut. Durch diesen Reiz wird das Immunsystem angeregt.

Manchmal ist es besser, die Schröpfgläser nicht direkt über den schmerzenden Stellen, sondern über speziellen Reflexzonen, die den inneren Organen zugeordnet sind, aufzusetzen.

Cantharidenbehandlung

nach Dr. med. Johann Abele (Aschner Kursus Schloß Lindach)

Literatur: Der weiße Aderlass, Chr. Scharfbillig, Haug-Verlag 1966 (vergriffen)

Rezept I

Milde Salbe

Tct. canthar.	10,0
Ol. arachidis	2,0
Adeps benz.	2,0
Cera flava	1,0
Ung. molle ad	50,0

Rezept II

Starke Salbe(üblich)

Cantharis Pulv.	175,0
Acid. Acet.	13,5
übergießen mit	
Ol. Therebinth	75,0

48 Stunden bedeckt stehen lassen

Cera alba	87,5
Acid. benzoicum	100,0

schmelzen und erkalten, dann in

Colophonium	87,5

das in Chlorophorm gelöst ist, schütten. Beide Teile mischen und im Wasserbad auf 500,0 eindicken.

Anlegen des Cantharidenpflasters

Das Pflaster sollte morgens angelegt werden, um die unangenehmste Phase nicht in die Nacht zu verlegen.

Hautareal am Patienten mit Fettstift markieren. Danach die Größe des Pflasters bestimmen (im Zweifelsfall lieber zu groß). Eventuell dort wachsende Haare müssen sanft abrasiert werden. Dies verhindert Eiterungen beim Abheilprozess. Die Salbe darf nicht auf Verletzungen der Cutis gebracht werden!

Man schneidet sich einen doppelt gelegten Zemukostreifen zurecht. Die Salbe wird ca. 1 mm dick aufgetragen. Das Pflaster wird mit starken und gut klebenden Heftpflasterstreifen im Sinne eines „Fensterrahmen-Verbundes" festgeklebt. Tritt Salbe unter den Heftpflastern aus, so ist zu dick aufgetragen worden oder die Zemukos sind nicht deckungsgleich geschnitten. Es kommt zu „Rotznasen-Bildung", Verbrennungen außerhalb der gewünschten Partie.

Pflasterallergische Personen bremst man mit 2 bis 3 Dragees CALCISTIN.

Cantharis-Harnblasenreizungen beugt man regelmäßig mittels UREGENIN oder SPASMO-URGENIN vor. Tritt ein Harnspasmus oder doch eine allergische Reizblase (selten hämorrhagisch) auf, so gibt man Calcium i.v. und ein Antiallergicum i.m.

In schweren Fällen 25 mg Decortin.

Vier Stunden nach Anlegen beginnt das Pflaster zu brennen und brennt stark etwa weitere vier Stunden. Die entstehende Blase sollte bis zur Abnahme erhalten bleiben. Richtige Nachtlagerung und ein darum gewundenes Frotteehandtuch helfen sehr.

Abnehmen des Pflasters

Nach 12 Stunden Wartezeit ist meist eine genügend große Brandblase entstanden. Sie ist entweder mit klarer Flüssigkeit gefüllt; in diesem Fall kann man sie indizieren und die Blasenhaut als erste Verbanddecke belassen. Man sieht aber auch sulzig eingedickten Blaseninhalt; in diesem Fall muss man die Blase vollkommen steril abtragen. In diesem Fall schmerzt auch der Verbandwechsel

ca. 10 Minuten lang. Empfindliche Personen werden deshalb im Liegen behandelt. Besonders kreislaufbelastend ist die Behandlung im Lumbalbereich.

Wenn nach 12 Stunden keine Blase entstanden ist, wartet man weitere 8 bis 12 Stunden.

Die Wunde wird in jedem Falle mit einem doppelten, mit NIVEA bestrichenen Zemukostreifen und Fensterrahmen-Heftpflasterverband versorgt. Diesmal darf hautfreundliches Pflaster verwendet werden. Nach ca. 5 Tagen ist die neu entstandene Haut „waschfest“. Läuft aus dem Heilverband innerhalb der ersten Tage noch viel Lymphe, wird er hart und scheuert. Dann entstehen Eiterungen. Sie müssen mit häufigem Verbandswechsel und etwas Nebacetin-Puder versorgt werden.

Wiederholungen an derselben Stelle sind nach 10 Tagen möglich und werden bei Teilerfolgen bis zur Heilung fortgesetzt. Das zweite Pflaster an derselben Stelle schmerzt aber erheblich mehr als das erste.

Verboten:

- Nicht in Schleimhautnähe oder auf denselben Pflaster setzen.
- Nicht in Gelenkbeugen und in Intertrigo-Bezirken!
- *Gute bis hervorragende Erfolge:*

  Alle Bandscheibenleiden, wie Ischias, Lumbago, Intercostalneuralgie, Occipitalneuralgie (Schädel ausreichend rasieren!), Gonarthrose (am inneren Kniegelenk ansetzen, es sei, dass der Schmerz an der Außenseite säße).
  Vorsicht bei Varicosis der Beine!

Ansatztendinitis, Arthrosis der Handwurzelknochen. Tietze-Syndrom (hier über dem Ort des größten Schmerzes und über dem zugehörigen Wirbel).
Otitis chronica et acuta (besonders bei Kindern auf dem Mastoid ansetzen).
Mastoidherde.
Sinusitis frontalis et maxillaris (hier Pflaster auf dem Mastoid ansetzen). Isolierte, harte Hals-Lymphknoten. Pleuraergüsse (Pflaster möglichst genau darüber setzen), Depression im Klimakterium! (Hier auf L 5/S 1 ein Pflaster in mindestens halber Postkartengröße aufbringen in Zusammenhang mit der Schröpfung der Gallenzone).

- *Befriedigende, bis geringere Erfolge*:

Arthrosis der kleineren Gelenke. Schultergelenk.
Intercotalneuralgie im Brustkorbbereich vorn.
Bei Salpingitis in den Leisten.
Tinnitus, Vertigo (ca. 40 %), akuter Hörsturz (in den ersten Tagen über das Mastoid und gegebenenfalls im Nackenbereich – HW 3–6 – ansetzen).

- *Unbefriedigende Erfolge*:

Coxarthrose, Epicondylitis, Finger-Zehengelenke, akute rheumatische Schwellungen. Echte Discushernien.

Vorsicht ist geboten bei dürren Personen (Leerezustand) und bestehenden Wurzelreizsyndromen.

Merke:

Ein zu kleines Pflaster brennt so unangenehm wie ein großes und bringt keinen Erfolg! Pigmentreiche Patienten behalten oft für Wochen einen dunklen „Pflasterfleck“. Behandle nicht bei akuten Cystitiden. Einem geheilten Patienten ist die „schlaflose Nacht“ später völlig gleichgültig.

Theorie der Wirksamkeit

Nach den Regeln der Reflexzonenlehre kommt es im Zielgebiet zu Mehrdurchblutung, Spasmenlösung, Lymphdrainage. Der mächtige Hautreiz wird über die von *Athenstaedt* gefundenen Leitbahnen (piezo- und pyroelektrische Energie) bis zur völligen Abheilung der Oberfläche fortgesetzt. Durch den Lymphsog erfolgt eine Tiefendrainage (z. B. aus dem Mastoid) und eine Entsäuerung des dort blockierten Stoffwechsels (Herdbeseitigung). Depolarisierte Zellen werden repolarisiert. Es werden außerdem im Verbrennungsbereich vermehrt T-Helferzellen sowie Plasmazellen gebildet. Diese aktivieren die B-Lymphozyten (Bildung von Autoimmunkörpern) und jene wirken phagocytisch. Beide Zellpopulationen werden in den ganzen Organismus versandt, so dass nicht selten auch an unbehandelten Stellen rheumatische Schmerzen verschwinden, bzw. Ergüsse sich mindern (z. B. gegenseitiges Mastoid). Dem Körper wird eine Wiederherstellung der Autoregulation im Zielgebiet ermöglicht, die er dann oft jahrelang weiter aufrecht erhält.

Ein zweites Pflaster an derselben Stelle wird frühestens nach 4 Wochen angelegt!

Horvi-Enzym-Therapie (HET)

Dr. Waldemar Diesing ist nach jahrelanger Forschung die Enteiweißung tierischer Rohgifte von Schlangen, Spinnen, Kröten, Salamandern und Skorpionen gelungen. Aus den rohen Giften, die einen großen Eiweißanteil enthalten, der starke allergische Reaktionen auslösen kann, wird nur der Enzym-Wirkkomplex heraus gefiltert, der für die Behandlung in der Horvi Enzym-Therapie (HET) genutzt wird.

Bei HET handelt es sich um eine Enzym-Therapie. Trotz Enteiweißung wirkt dieser Enzym-Komplex ohne Einbußen, in der Naturmedizin hat man damit gute Erfolge, sogar dann, wenn andere Heilmethoden versagen. Die Erfolge mit der Horvi Enzym-Therapie sind verblüffend, es werden körpereigene Heilkräfte angestoßen sowie echte Heilungen in Gang gesetzt. Diese Therapie ist sehr gut mit der Homöopathie kombinierbar. Auch die Bachblüten-Therapie eignet sich gut zur Kombination. Diese Heilmethode kann sowohl als Prophylaxe als auch bei akuten Erkrankungen und zur Nachsorge eingesetzt werden.

Diät nach Dr. Konrad Werthmann

Dr. Konrad Werthmann

Facharzt für Kinder- und Jugenheilkunde, Arzt für Allgemeinmedizin, A-5020 Salzburg

Diätanleitung für chronisch Kranke und Allergiker

Verboten:

1. KUHMILCH und ihre PRODUKTE

   Butter, Quark, Molke, Käse, SCHOKOLADE, herkömmliche Margarine, französisches Salatdressing

2. HÜHNEREI und seine PRODUKTE

   Kuchen, Torten, Knödel, Paniertes (Gebackenes), Mayonnaise, Pfannkuchen, Löffelbiskuits, chinesische Frühlingsrolle, Eierteigwaren, Kekse

3. NÜSSEMIX und ZELLULOSEBELASTUNG

   Hasel-, Walnüsse, Nutella, Nuss-Müsliriegel, Mandeln, Kokosnuß, grobkörnige Vollkornbrote, Kerne (Sonnenblumen-, Kürbis-, Pinienkerne), Frischobst, Frischgemüse, Frischsalat, Trockenobst, Rohkostsalate

4. HISTAMINBRINGER

   Dosenfische, Sardinen, Sardellen, Schweinefleisch, Speck, Hasen- und Kaninchenfleisch

5. NASENALLERGIKER (Nebenhöhlen, Pollinose, Dauerschnupfen)

   ZWIEBEL in jeder Form, SUPPENWÜRFEL, Schnittlauch, Knoblauch, Lauchgemüse, Senf, Ketchup

   SÄUREBRINGER (wie Zitrusfrüchte, Kiwi, Beerenobst)

Erlaubt:

1. Ersatz für KUHMILCH

   Für Säuglinge: Sojamilch MILUPA SOM (und -Brei) HUMANA SL (und -Brei), GALACTINA MAMMINA

   Ältere Kinder/Erwachsene: Sojamilch und Produkte: Sojadrink, Sojadessert, Sojadream (Schlagsahne), Sojacream (Sauerrahm)

   Ziegenmilch und Produkte (immer ½ Milch - ½ Wasser): Ziegenjoghurt, -Butter, -Käse, -Quark

   Schafmilch und Produkte – immer ½ Milch - ½ Wasser (aus Werthmann – Schaf- und Ziegenmilch (Literaturverzeichnis Seite **??**):

   Schafjoghurt, -Käse, -Butter, -Quark

   Kuhmilchfreie Margarine:

   ALSAN-S 250g, VITASIEG 500g, DIE GUTE EDEN 500g, SANOMIO 500g, VITAZELL 250g

   Kochschokolade, Wassereis

2. Ersatzbindemittel für das Ei

   Pfeilwurzmehl, Mondamin, Maizena

   Ersatzeier, Puten-, Wachtel-, Gänse-, Enteneier

   Teigwaren: Original italienische Teigwaren, Hartweizengrießnudeln

3. Ersatz für den Nüssemix und die Zellulosebelastung

   GEKOCHTES Obst, GEKOCHTES Gemüse, GEKOCHTE Salate, Gegrillte Bananen

4. Ersatz für Histaminbringer

   Fische blau, gegrillt, Forellen, Saiblinge, (Karpfen oft zu fett), Scholle

   Schaf-, Rind-, Ziegen-, Lammfleisch, Puten, Hühner-, Gänse-, Entenfleisch

   Rinderhartwurst, Fohlenwurst, Schafwurst

   KARTOFFELN, Reis, Polenta

Schwarze-Säfte-Kur nach F. Viehauser

Tabelle 15.2: Schwarze-Säfte-Kur nach F. Viehauser

Es werden Muttersäfte der Firma Eden oder sonstige qualitativ hochwertige Säfte zum Einsatz gebracht.

MO	2 Gläser	schwarzer Johannisbeersaft
DI	1 Glas	Holundersaft
MI	2 Gläser	Heidelbeersaft
DO	2 Gläser	Rote Beete Saft
FR	2 Gläser	roter bzw. schwarzer Kirschsaft
SA	2 Gläser	roter Traubensaft
SO	1 Glas	Ananassaft

Gelenköl nach F. Viehauser

Rp.

Oleum Pini. pumil. 30,0

Oleum Rosmarini 10,0

Oleum Spicae 10,0

Oleum Lavendulae Mont Blanc 10,0

Oleum Melissae rectific 20,0

M.d.s.: mehrfach täglich einreiben.

Lebertee nach Dr. Müller

Rp.

Hb. Chelidonii 50,0

Hb. Cardui benedicti 50,0

Rx Taraxaci 50,0

Fl. Stoechados 50,0

Semen cardui mariae ad 300,0

1 TL/Tasse mit kochendem Wasser übergießen, über Nacht ziehen lassen, wenigstens 3 Stunden.

5 Tassen täglich trinken.

Nierentee

Rp.

Foliae Betulae

Hb. Solidaginis

Hb. Hernariae

Fol. Orthosiphospinis āā ad 200,0

1 TL/Tasse mit kochendem Wasser übergießen, einige Stunden ziehen lassen, am besten über Nacht. 5 Tassen täglich trinken.

Basentee nach Dr. Rau

Zucchini, Sellerie und Gartenbohnen lässt man zu gleichen Teilen 20 Minuten köcheln; vom Sud 5 Tassen über den Tag verteilt trinken.

Bach-Blüten Rescue Tropfen – Eine kleine Wunderwaffe

Bei allen Ausnahmesituationen – bei Schmerzen, Krämpfen, Erschöpfung jeder Art,

Kreislaufbeschwerden, Ohnmacht, Stress, Panikattacken, Überarbeitung, Übernächtigung, Schreck, Unfall, Wunden, Angstzuständen, Aufregung, völligem Durchdrehen – nehmen Sie 2 – 3 Tropfen im Abstand von 5 – 10 Minuten auf die Zunge (bei Ohnmacht können die Tropfen auch auf die Lippen geträufelt werden), solange bis Besserung eintritt, dann eventuell nochmals 2 – 3x pro Tag.

Hält die Belastung über mehrere Tage an, dann lassen Sie für einige Tage alle 1 – 2 Stunden 2 Tropfen auf der Zunge zerschmelzen.

Bei Wunden können Sie die Tropfen um die Wunde einreiben oder besser die Rescue Salbe verwenden.

Bei Prellungen werden die Tropfen eingerieben, bei Insektenstichen, Zeckenbissen u. ä. können die Tropfen sowie die Salbe Anwendung finden.

Säuglingen können Sie 2 Tropfen Rescue ins Badewasser geben.

Tiere können die Rescue Tropfen von der Hand abschlecken oder im Trinkwasser zu sich nehmen.

Sie können auch die Wasserglasmethode zur Anwendung bringen:

In ein Glas Wasser (abgekochtes bzw. stilles Wasser oder besser Quellwasser) geben Sie 4 Tropfen Rescue (keinen Metalllöffel verwenden!) und trinken alle 5 – 10 Minuten einen Schluck, den Sie mindestens 1 Minute im Mund lassen, bevor Sie ihn schlucken. Wenn Besserung eintritt, dann trinken Sie den Rest des Glases über den Tag verteilt.

Sie können auch Umschläge damit machen, z. B. bei Schmerzen, Prellungen, Krämpfen, Blutergüssen usw.

Es besteht auch die Möglichkeit, eine Einnahmeflasche herzustellen:

Ein 30ml Arzneifläschchen mit einer Gummitropfpipette aus der Apotheke zu 2/3 mit abgekochtem oder stillem Wasser und mit 1/3 Schnaps (Himbeergeist o. ä. oder mediz. Alkohol innerlich) füllen,

6 Tropfen Rescue dazu geben und verschließen.

Von dieser Mischung werden zu Beginn 2 – 3x 4 Tropfen alle 10 Minuten auf die Zunge gegeben, später seltener (3 – 4x/Tag).

Vitamin C Infusionstherapie

Tabelle 15.3: Therapieschema für Vit.-C Pascoe Infusionen

	1. Woche	2. Woche	3. Woche	4. Woche	5. Woche
MO	250 ml Nacl + 15 g VitC	250 ml Nacl + 15 g VitC	250 ml Nacl + 15 g VitC	250 ml Nacl + 15 g VitC	
DI					
MI		250 ml Nacl + 15 g VitC	250 ml Nacl + 15 g VitC	250 ml Nacl + 15 g VitC	250 ml Nacl + 15 g VitC
DO					
FR	250 ml Nacl + 15 g VitC	250 ml Nacl + 15 g VitC	250 ml Nacl + 15 g VitC	250 ml Nacl + 15 g VitC	
SA	Pause	Pause	Pause	Pause	Pause
SO	Pause	Pause	Pause	Pause	Pause

sanum Kur

Tabelle 15.4: sanum Kur (Holomed, Adresse siehe Anhang 134)

	1. Woche		2.–4. Woche		5.–8. Woche
	1 ml Mucokehl D5		1 ml Mucokehl D5		1 ml Mucokehl D5
+	1 ml Nigersan D5	+	1 ml Nigersan D5	+	1 ml Nigersan D5
+	1 ml Utilin D6	+	1 ml Utilin D6	+	1 ml Utilin D6
+	2 ml sanuvis	+	2 ml sanuvis	+	2 ml sanuvis
+	1 ml cAMP D12	+	1 ml cAMP D6	+	1 ml cAMP D6
+	1 ml Cystein Injeel	+	1 ml Cystein Injeel	+	1 ml Cystein Injeel
			→zusammen aufziehen, i.m. spritzen, 1x/Woche		

Zusätzlich und separat wird i.m. injiziert:
in der 1. Woche: 1 ml Utilin-S D6
danach alle 3 Wochen (insgesamt 3x): 1 ml Utilin-S D4 (Holomed)

Anschriften und Bezugsquellen

Holomed

Bakterienpräparate,

Sanum-Präparate

Niederlande

Telefon 0031-541-292975

Fax 0031-541-292965

Sanum-Kehlbeck

GmbH & Co. KG

Sanum-Präparate Deutschland

Postfach

D-27316 Hoya

Telefon 04251-93520

Deutsches Service Büro

Horvi-Enzym-Präparate

Telefon 06835-50040

Fax 06835-500444

Medizinischer Beratungsservice

Telefon 08856-1254

MO – DO 9 – 12 Uhr

DHU – Deutsche Homöopathische Union

Einzelmittelhomöopathie

Pentarkane (Ptk)

Telefon 0721-409301

Fax 0721-4093113

vitOrgan

`https://vitorgan-shop.de/`

Phönix Laboratorium

spagyrisch-homöopathische Liquida

Telefon 07457-956060

Biologische Heilmittel Heel GmbH

Antihomotoxische Therapie (Heel)

Postfach 100349

76484 Baden-Baden

Telefon 07221-501111

Bach-Blüten in allen **Apotheken**

– Mischungen über Heilpraktiker-Rezept

– Stock Bottles über ärztliches Rezept

Madaus

Oligoplex-Präparate (Olplx)

Telefon 0221-89980

Fax 0221-8998701

Praxis Dr. Schöbe

Frischextracte, Beratung

Baden-Baden

Telefon 07221-38017

Fax 07221-38144

Kastner, Rastatt

Ozonöl, Laborbedarf

Telefon 07222-53005

Quellen und Literaturverzeichnis

- Prof. Dr. med Wendt, Lothar: Gesund werden durch Abbau von Eiweißüberschüssen
- Dr. med Blome, Götz: Das neue Bachblütenbuch
- Boericke, William: Homöopathische Mittel und ihre Wirkungen
- Servan-Schreiber, David: Das Anti-Krebs Buch
- Enders, Norbert: Bewährte Anwendung der homöopathischen Arznei, 2., erweiterte Auflage
- Seeger, P. G. / Sachsse, J.: Krebsverhütung durch biologische Vorsorgemaßnahmen
- Krebs, Harald: Eigenbluttherapie, 6. Auflage
- Dr. Zittlau, Jörg: Schmerzmittelersatzstoffe – Heilkraft der Natur
- Abele, Ulrich / Stiefvater, Erich W.: Aschner-Fibel, 13. Auflage
- Allen, J. H.: Die chronischen Krankheiten: Die Miasmen, Band I + II
- Klünder, Matthias: Leitlinien miasmatischer Symptome
- Dr. Koch, Thomas W. A.: Gesund in den Himmel, der miasmatische Heilweg, Verlag Homöopathie und Symbol
- Kongress für menschliche Medizin 2018, 14. - 15.04.2018 Frankfurt/M., Autoimmunkrankheiten
- Hörbücher:
  Stöteler, Ewald: Autoimmunerkrankungen, Verlag Homöopathie und Symbol
  Dr. Hör, Klaus Roman: Autoimmunerkrankungen, Verlag Homöopathie und Symbol

Liste der Bach-Blüten und ihre Bezifferung

1	Agrimony	Gemeiner Odermennig
2	Aspen	Espe / Zitterpappel
3	Beech	Rotbuche
4	Centaury	Tausendgüldenkraut
5	Cerato	Bleiwurz
6	Cherry Plum	Kirschpflaume
7	Chestnut Bud	Rosskastanienknospe
8	Chicory	Wegwarte
9	Clematis	Gewöhnliche Waldrebe
10	Crab Apple	Holzapfel
11	Elm	Englische Ulme
12	Gentian	Herbstenzian
13	Gorse	Stechginster
14	Heather	Schottisches Heidekraut
15	Holly	Europäische Stechpalme
16	Honeysuckle	Geißblatt
17	Hornbeam	Hainbuche
18	Impatiens	Springkraut
19	Larch	Europäische Lärche
20	Mimulus	Gefleckte Gauklerblume
21	Mustard	Ackersenf
22	Oak	Eiche
23	Olive	Ölbaum
24	Pine	Schottische Kiefer
25	Red Chestnut	Rote Kastanie
26	Rock Rose	Gelbes Sonnenröschen
27	Rock Water	Fels-Quellwasser
28	Scleranthus	einjähriger Knäuel
29	Star of Bethlehem	Doldiger Milchstern
30	Sweet Chestnut	Esskastanie / Edelkastanie
31	Vervain	Eisenkraut
32	Vine	Weinrebe
33	Walnut	Walnuss

34	Water Violet	Wasserfeder
35	White Chestnut	Weißblühende Rosskastanie
36	Wild Oat	Waldtrespe
37	Wild Rose	Hecken-Rose
38	Willow	Gelbe Weide
39	Rescue Remedy	Notfalltropfen

Werdegang

Dr. med. Gertrud Grimm, Jahrgang 1946, Medizinstudium in Münster/Westfalen und Heidelberg. Staatsexamen und Promotion an der med. Fakultät der Universität Heidelberg. Von 1974 bis 1999 in Kassenarztpraxis, anerkannter Landpraxis, in Biblis tätig, zunächst als Assistentin, seit 1978 selbst niedergelassen, in den ersten Jahren als praktische Ärztin, später als Fachärztin für Allgemeinmedizin.

Während der 25-jährigen Tätigkeit in der Kassenarztpraxis zusätzlich langjährige Ausbildung in naturheilkundlichen Therapien, später ausschließlich in klassischer Homöopathie. Verleihung der Zusatzbezeichnung „Homöopathie" von der Ärztekammer Karlsruhe 1998.

Von 1999 bis heute in eigener homöopathischer Privatpraxis, z. Zt. in Worms, tätig.